思维决定疗效

纯中医思维下的精准治疗

祁营洲　著

北京科学技术出版社

图书在版编目（CIP）数据

思维决定疗效 : 纯中医思维下的精准治疗 / 祁营洲
著 . — 北京 : 北京科学技术出版社 , 2021.7
　ISBN 978-7-5714-1414-6

　Ⅰ . ①思… Ⅱ . ①祁… Ⅲ . ①中医治疗法 Ⅳ .
① R242

中国版本图书馆 CIP 数据核字 (2021) 第 026138 号

策划编辑：刘　立
责任编辑：周　珊　刘　立
责任印制：李　茗
封面设计：源画设计
出 版 人：曾庆宇
出版发行：北京科学技术出版社
社　　址：北京西直门南大街 16 号
邮政编码：100035
电　　话：0086-10-66135495（总编室）
　　　　　0086-10-66113227（发行部）
网　　址：www.bkydw.cn
印　　刷：三河市国新印装有限公司
开　　本：710 mm × 1000 mm　1/16
字　　数：148 千字
印　　张：11.5
版　　次：2021 年 7 月第 1 版
印　　次：2021 年 7 月第 1 次印刷
ISBN 978-7-5714-1414-6

定　　价：56.00 元

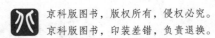

内容提要

　　本书是作者基于纯中医的诊疗思维，对临床各科常见病、疑难病，特别是某些西医不能解决的疾病，进行精准治疗的真实案例，真实反映了作者行医若干年来不断实践、总结、思考与精进的过程。本书内容紧紧围绕"中医看的是病的人，不是人的病"展开，所举病例涉及临床各科，文中既有作者对医理的深入阐析，又有作者对中医理论的深刻解读，以及其在临床工作中的一些感悟和思考。本书是一本相对专业的中医临床参考用书，但行文通俗易懂，适合中医临床工作者和广大中医爱好者参阅。

前　言

记得刚行医的时候，觉得自己仿佛很厉害，应该能应对很多病，但真正实践之后才发现，当初的自己只不过是初生牛犊不怕虎而已。这也应了孙思邈在《大医精诚》中所说的"世有愚者，读方三年，便谓天下无病可治；及治病三年，乃知天下无方可用"。于是我告诫自己：要不断地学习、思考、总结、精进。

于是，行医这么多年来，我养成了一个习惯，就是边行医，边总结，边读书，边思考，同时把这些总结与思考融入自己的医案当中，变成了文字，也当作是鼓励自己努力前行的方式和动力。不承想，这些文字却成了我与同行们共同交流、共同学习、共同进步的引子；更没有想到的是，机缘巧合下，北京科学技术出版社的刘立老师提出可以将这些文字编排成书，于是，我们一拍即合，在刘老师的精心策划、整理和编排下，这本书才得以问世。

近百年来，中医备受质疑。这既是挑战，也是机遇。中医有着与西医不同的理论体系，疗效才是判定成效的金标准。思维决定疗效，如何在纯中医思维下进行精准治疗，也是我行医若干年来不变的追求！中医治的是病的人，不是人的病。传统中医的诊疗模式是望闻问切，也就是说，真正的医疗从医患见面时就开始了。

本书的核心内容是我立足于纯中医思维的角度，对临床中遇到的常见病、疑难病，特别是某些西医不能解决的疾病，进行诊治的病案，并有我对诊疗思路的详细阐析。本书分为四个部分：第一部分围绕"中医看的是病的人，不是人的病"的治疗理念展开，医案涉及除妇科与儿科

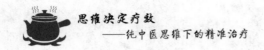
外的其他临床各科病证；第二部分为妇人篇；第三部分为小儿篇；第四部分为谈医说药，主要是我对中医理论的解读，以及在临床工作中的一些感悟和思考。

　　本书是我多年来逐渐积累的真实的医案记录。随着临床实践和思考的不断深入，回头望去，我发现有些过去的医案医理阐释不太清晰，在这次成书之际，我又对它们进行了深入的阐析和完善，以便读者理解和借鉴。

　　本书是一本相对专业的中医临床参考用书，但行文通俗易懂，适合中医临床工作者和广大中医爱好者参阅。

　　最后，感谢李宜女士在文字整理方面给予的帮助！

祁营洲

2021 年 3 月于北京

目　录

中医看的是病的人，不是人的病

对于真正的中医而言，其诊疗的不是人的病，而是病的人，如果医生把病人的器官看作是流水线上一个个的零件，那么他至少缺失了人文关怀；而对于病人而言，看病不是简单的就诊，而是求医，如果病人把医生看作是流水线上一个个的工人，那么他至少缺失了对生命的敬畏。

所以，要医好病，一要看医生是否真正具有身心同治的能力，二要看病人内心深处对生命的认知程度有多深。有时候，如果病人不求医只求药，就算有药了或许也是没有用的；有时候，如果求对了医，也许就不必再用药。真正的医疗，从医患见面时就开始了。

调理气机、引津上行、导热下行治愈眼干燥症

谢某，女，57岁，福建人，于2012年11月30日由其居住在北京的女儿陪着来诊。病人自述近一年半来双眼干涩难受，并且越来越严重；很多时候不仅眼干，还伴有口干，疯狂地喝水也只能暂时缓解症状；到北京之后，曾就诊于北京某眼科医院，被诊断为眼干燥症，服用了各种药物（具体用药不详），但是病情几乎没有任何好转，严重影响生活质量。看其舌象，发现舌红，苔稍腻；把其脉，发现双手脉均稍涩。从舌脉来看，当是体内有瘀又伴有郁而化热的征象。病人从福建这个温润潮湿的南方省份来到干燥的北京，虽然时值冬天（冬天五行属水），但北京远比福建干燥，如果病人本身阴液不足，加之体内又有瘀、有热，则干

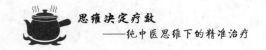
燥征象就会更加严重。同时，病人还有明显的上热下寒的表现，即经常感觉上半身燥热，而膝盖以下寒凉。想来想去，我决定从调理身体气机开始，身体气机升降有序则瘀可散、热亦清。这也算是一种曲线救国的方法。方用二至丸加减：女贞子15g，墨旱莲15g，枳壳15g，桔梗10g，木香15g，葛根30g，牡蛎30g（先煎），炒蒺藜15g，菊花12g，密蒙花12g，知母12g，制首乌30g，川断15g，甘草10g。5剂，水煎服，每日1剂。

2012年12月6日，二诊。病人自诉眼干、口干的情况较前有所好转，其他无明显变化。舌红，苔稍腻，脉稍滑。处方：上方去知母，加枸杞子15g，其他个别药物剂量稍作加减。5剂，水煎服，每日1剂。

2012年12月17日，三诊。病人很开心，自觉眼干、口干症状较前明显好转，只有咽部稍干。舌红，苔稍腻，脉滑。处方：守方加减，上方加北豆根10g，以清咽止痛。5剂，水煎服，每日1剂。

随后，病人女儿向我反馈，病人的情况已经恢复正常。

诊疗思维 眼干燥症，是指各种原因引起的泪液质或量的异常，或者动力学异常导致的泪膜稳定性下降，并伴有眼部不适和（或）眼表组织病变特征的多种疾病的总称。西医往往先进行一系列相关的眼部专科检查，然后比较系统地对症以及对因治疗；而中医对于任何疾病的治疗都是要讲究辨证论治的。我在本案的治疗中，考虑到病人双手脉涩，有气血瘀滞的表现，有瘀则自然气机不通，不通则会导致津液无以上承濡养眼窍，又想到该病人前后所居住地方的气候存在较大差异，且其自身有上半身燥热、膝盖以下寒凉的上热下寒的表现，再结合舌脉情况，我判断该病人之眼干燥症的核心病机为气机升降失序。于是最终的治疗思路并没有着眼于活血化瘀，而是从调理气机入手，力求引津上行、导热下行，这样人体内方可寒热对流，疾病自除。

其实对该病人的治疗也受启发于另一个相关性的案例。雷某，女，

30 岁，居住在北京，2012 年 11 月 14 日来诊。病人主诉近两年来每逢冬季即双目干涩，伴耳痛，口渴，舌淡，苔薄白，脉稍弱。考虑肝开窍于目，冬季五行属水，故辨证为肝肾阴虚，治则为滋补肝肾。方用二至丸合杞菊地黄丸加减：女贞子 15g，墨旱莲 15g，菊花 12g，枸杞子 15g，生地黄 12g，山萸肉 15g，山药 20g，牡丹皮 15g，泽泻 15g，炒蒺藜 15g，竹茹 12g，枳实 15g，川牛膝 30g，桔梗 10g，甘草 10g。4 剂，水煎服，每日 1 剂。

2012 年 11 月 19 日，二诊。服用上药后诸症较前好转，舌淡，苔白，脉弱。处方：上方加密蒙花 12g、蝉蜕 12g，以清肝明目。5 剂，水煎服，每日 1 剂。

随后病人反馈，诸症解除。

以上两例病人部分症状有很大的相似性，我在用药时都用到了《医方集解》中的二至丸（女贞子、墨旱莲），但这也只是偏向于对标治疗。这两个病例病机着实不同。第一例偏瘀或郁，用药时就偏向于疏通气机，以求寒热对流，比如用枳壳、桔梗一升一降，一宣一散，再加木香使胸中之气输布正常；葛根属于升清阳之药，可以生津而止渴；同时牡蛎又属于重镇下降之药，可以治虚，偏于下行。枳壳、桔梗、木香、葛根、牡蛎诸药配合，使人体气机疏通。第二例病人偏虚，我在用药的时候就偏向于从肝肾入手，用到杞菊地黄丸的组方，以滋补肝肾，同时明目。

可见，同病异治的中医治病思路应该充分体现在临床的诊疗当中，所谓的专病专方在很多时候是不可取的。

大剂量桑叶治疗急性结膜炎

宋某，男，69 岁，于 2014 年 3 月 19 日来诊。病人主诉右眼患急性结膜炎 1 周，又红又痛，已经服用了好几天的抗感染药，并外用了滴眼

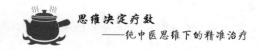
液，但是症状没有得到缓解。察其舌脉情况：舌红，苔腻，脉滑数。处方：桑叶 50g，蒲公英 40g，麻黄 6g，酒大黄 4g，菊花 10g，佩兰 15g，桑白皮 15g，地骨皮 20g，山药 30g，甘草 10g。5 剂，水煎服，每日 1 剂。

5 天之后，病人反馈症状完全消失。

诊疗思维 这是一个治疗起来相对比较冒险的案例，因为桑叶和蒲公英的用量太大，所以当时我不得不在处方上"桑叶"和"蒲公英"上方分别签了字。

从西医来看，这是急性结膜炎；从中医来看，这是典型的风热上扰证。针对此，也许很多中医能想到的是运用疏风清热的方法去治疗，诸如运用银翘散或桑菊饮之类的方子。事实上，急性结膜炎病人在患病前期就能想到去看中医的，往往少之又少，如本案这例病人，已经运用西医方法治疗好几天了，因为症状没有缓解才来看中医。在西医没有控制住病情的情况下，中医在治疗的时候就不要再按常规方法保守治疗了。所以，当时我一下子就想到了"大剂量"三个字，随后把主药定位在了桑叶上。大剂量运用桑叶治疗急性结膜炎的思路并非我本人的，而是我通过学习好几位民间中医的实战经验得来的。我也曾经在临床当中验证过很多次，效果都很好，但是在运用的时候也的确需要医生掌握好配伍，以免过于寒凉。

另外，麻黄和酒大黄的配伍也是治疗用药的关键。其实，急性风热所导致的疾病，诸如头痛、牙痛、耳痛等，往往在内有积热的同时外有风寒外束，而此时麻黄和酒大黄就起到了表里同治的作用。

急性结膜炎往往是白睛红痛，根据中医的五轮学说当从肺论治，所以，我在遣方用药时选择以宋代名医钱乙《小儿药证直诀》中的泻白散断后。

整个治疗过程只有 5 剂药，且取得满意疗效，这提示我辈中医在临床用药时，既要做到全方位缜密思考，又要做到大胆用药。

清利湿热法治疗视神经麻痹

刘某，男，59岁，于2013年2月26日来诊。病人双眼视物模糊已经有一段时间了，病情呈逐渐加重的趋势，直至发展到看东西开始出现重影，于是赶紧前往某西医院就诊。经过眼科专科检查，被诊断为视神经麻痹。医生给开了半个多月的药，病人服药后症状没有任何改善，也很难再预约到那位专家的号，后来就去了另一家医院。另一家医院给的诊断依然很明确，但是治疗方法有所不同，该院主治医生给予静脉滴注以及肌内注射药物治疗，但病人症状依旧未能改善。病人找到我的时候，手中还拿着没有用完的药，我一看是属于营养神经类的腺苷钴胺，同时又询问了病人的发病情况以及治疗的全过程。病人表示，已经打了很多天针了，病情似乎没有任何改善，实在是不想再打了，况且这种治法一天就需要花费将近100元，所以希望能够通过中医的方法治疗。我告诉病人，第一要有治愈的信心，第二要有积极配合的决心。病人表示一定会努力配合。于是我告诉病人，先停用目前使用的所有西药，接受纯中医治疗。病人现双眼视物模糊，经常出现重影现象，同时眼干、口干，大便黏腻，舌尖红，苔黄腻，脉滑稍数。辨证为湿热内蕴，治则为清利湿热。方用四妙丸加减：黄柏20g，炒苍术30g，薏苡仁30g，川牛膝30g，葛根50g，密蒙花15g，泽泻12g，夏枯草15g，枸杞子20g，白术30g，桂枝15g，冬瓜子20g，甘草10g。5剂，水煎服，每日1剂。

2013年3月4日，二诊。病人说按照我的要求每天都认真服药，现在感觉眼睛没有以前那么干涩了，并且发现大便黏腻情况较以前好转了。舌红，苔黄腻，脉滑。处方：上方加制首乌30g，以补益精血。5剂，水煎服，每日1剂。

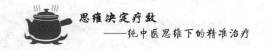
2013 年 3 月 11 日，三诊。病人眼睛干涩状况较前进一步好转，并且双眼重影的现象也较前有所好转，舌红，苔黄稍腻，脉稍滑。处方：二诊方去白术、冬瓜子，加菊花 12g、炒苍耳子 12g、辛夷 12g（包煎）。5 剂，水煎服，每日 1 剂。

2013 年 3 月 18 日，四诊。诸症平稳，眼睛视物模糊已经基本解除，病人显得很开心。处方：三诊方加桑叶 15g、补骨脂 15g。5 剂，水煎服，每日 1 剂。

几天后病人反馈，情况一切良好，双目视物清晰，神清气爽。

诊疗思维 在每天的诊治过程中，我越发地意识到病人自己对疾病所起的作用。我经常给病人举例说，治病的过程如同打仗，医生要有谋，病人要有勇，假如任凭医生用尽了头脑、用足了药，病人愣是不往前冲，那这仗也是必败无疑。所以，在治疗开始时，我就要求病人必须有战胜疾病的信心，同时要有积极配合治疗的决心。对医生和药物总是持怀疑态度的病人，其病一般很难治愈。

该病人的疾病诊断虽然已经很明确，但我作为中医，必须要完全从中医理论入手进行辨证论治。通过四诊，我判断该病人属于湿热内蕴。温热蕴阻体内，则导致清阳不升、浊阴不降，清阳不升就会出现眼睛干涩、视物不佳，浊阴不降就会出现大便黏腻不爽等情况。所以，在治疗的过程中，清利湿热应该成为治疗的主旋律。于是我在用药的过程中，每方必用四妙丸（黄柏、苍术、薏苡仁、川牛膝）以清利湿热。然而，单纯使用四妙丸是远远不够的，针对清阳不升、浊阴不降的情况，又重用葛根、白术以升清阳，同时配伍泽泻、冬瓜子以降浊阴。这四味药物用上去，病人体内的整个气机便可上下调畅，清清浊浊也就各有所趋了。最后，再用上密蒙花、夏枯草等眼部专药以对症治疗。

另外，鉴于病人已经年近花甲，所以在治疗前期以清为主，但在后期的治疗中，必须要考虑到滋补肝肾的药，所以后期的方子中特意加入制首乌、补骨脂等滋补之品。这也恰恰与中医理论中的肝肾乙癸同源以及肝开窍于目、黑睛属肾的基本理论相应。

疾病往往复杂多变，中西医对于同一疾病的认识可能会有很大差异。一名中医应该在兼容并包的基础上，根据自己的中医理论谨慎辨证，同时用药必须条理清晰，有的放矢，这样才能真正做到救病人之所急。

一贯煎合小柴胡汤加减治疗眼皮肿痛

张某，女，34 岁，居住在北京，于 2013 年 3 月 14 日来诊。病人半个月前无明显诱因出现左眼皮红肿疼痛，且疼痛感觉逐渐增强。当我询问病史时，她绞尽脑汁还是想不起来这缘何而起，既没有蚊虫叮咬，也没有受到过外伤。"听说您能治一些怪病，所以就来找您了。"她有些焦急地说。现病人左眼皮红肿疼痛，大便干燥，口渴咽干，平素性情急躁，舌红，苔燥，两脉弦紧。辨证属胃阴虚阳盛，同时伴有肝风化热。治疗首先要从整体上去调整气机，同时再针对局部症状用药。方用一贯煎合小柴胡汤加减：当归 12g，生地黄 10g，北沙参 10g，枸杞子 20g，麦冬 10g，川楝子 12g，夏枯草 15g，密蒙花 15g，蜂房 8g，蝉蜕 10g，柴胡 12g，黄芩 12g，甘草 10g。4 剂，水煎服，每日 1 剂。

2013 年 3 月 18 日，二诊。左眼皮肿痛情况较前明显减轻，舌尖红，苔腻，脉稍弦。处方：上方加白术 20g、淡竹叶 6g、黄柏 20g、炒苍术 30g，以清热利湿。4 剂，水煎服，每日 1 剂。

随后病人反馈，诸症消失。

诊疗思维 本案病人症状明确，但病名难辨，于是只能紧扣中医四诊八纲的基本理论，以整体调整与具体治疗相结合的思路进行治疗。

病人在春季发病，春季为风木季节，五行为木，在脏对应于肝，肝风化热的病机极易在春季出现，而肝恰恰开窍于目，只是该病人的疾患没有出现在眼睛本身而是发病在眼皮部位。另外，春季阳气上升，很多人往往因为饮食不节而导致胃火亢盛，大便干燥，从而津液亏少无以上承，这也是眼皮出现红肿疼痛的一个原因。于是我在本案的治疗中，就以《续名医类案》中的一贯煎和《伤寒论》中的小柴胡汤为主方加减变化。选用一贯煎当中的当归、生地黄、北沙参、枸杞子、麦冬、川楝子等以滋养胃阴并疏理肝气，选用小柴胡汤中著名的药对柴胡、黄芩以疏散肝胆风热，最后再结合夏枯草、密蒙花、蜂房、蝉蜕等药对症治疗以清肝明目、消肿止痛。全方直接针对该病根本病机，用药从整体把握而又从细处入手，最终取得了满意的疗效。

清内热、散外寒治喑哑

高某，女，60岁，居住在北京，于2013年8月15日来诊。该病人是某歌唱团的领唱，1周多来咽部疼痛，声音嘶哑，别说唱歌了，就连说话都难受。这可让她痛苦不堪。她找其他医生开了一些清咽利嗓的口服药和含片，但效果并不明显。

我察看其咽部发红，但并非红肿状态；观其舌，舌淡，苔稍腻；切其脉，稍滑。我考虑该病人并非一派热象，一味运用一些清咽利嗓的苦寒药物并不对证。斟酌之后开出处方：桔梗10g，玄参12g，射干12g，麻黄8g，炒僵蚕10g，蝉蜕10g，北豆根12g，大青叶15g，枳壳10g，佩兰15g，木蝴蝶10g，石斛12g，炒莱菔子10g，甘草10g。3剂，水煎服，每日1剂。

3天之后，病人很开心地来到我的诊室报告喜讯："我还以为我唱不了歌了呢，没想到吃了3天的药，一切恢复正常，真想给您唱首歌表示感谢！"

诊疗思维 针对咽喉疼痛等相关病证，如果医生只是用一派寒凉药品去降热，效果往往并不理想。大凡喑哑的病人，往往是内有里热而又外感风寒，热郁于内发散不出去，故而出现声音嘶哑，就好像是一面鼓，本身震动得很好，突然一只手放上去了，鼓皮的震动就被束缚了，声音就明显不会太响亮了。

本案所用的药中，桔梗、玄参、射干、麻黄既清内热又外散风寒；炒僵蚕、蝉蜕、北豆根、大青叶等寒热并用，化痰清音；枳壳、炒莱菔子等降大肠腑气的药物又可辅助肺宣发肃降；另外值得一提的是，木蝴蝶堪称一味治疗喑哑咽痛的好药，不仅入汤剂，平时泡水代茶饮也有很好的疗效，已经成为我治疗此类病证的必用之药。

半夏厚朴汤加减治疗咽部异感症

张某，女，36岁，居住在北京，于2012年8月14日来诊。该病人短发，戴眼镜，看起来很斯文，进入我的诊室后就安静地排队等待就诊。等到她坐在我面前时，凭她的气色我只是觉得她有些疲惫，看起来没有多严重的病痛，但待她向我叙述病情后，我才知道她已经被咽喉不适折磨了很久。"我的嗓子非常难受，已经很久了，总是感觉有东西卡在那儿，但就是吐不出也咽不下，因为平时就有点咽炎，以为喝点金银花、菊花之类的药就会好了，但这却一直好不了。去其他地方看病，吃了不少杂七杂八的药，现在依然是痛苦不堪！"听了她的叙述，作为中医的我第一个想到的就是东汉名医张仲景在《金匮要略》当中提到的梅核气，《金匮要略·妇人杂病脉证并治第二十二》："妇人咽中如有炙脔，半夏厚朴汤主之。"所以，我猜想曾经给她看过病的其他中医也一定能想到运用半夏厚朴汤，但结果是她的病情并没有好转，这究竟是为什么？察其舌脉，舌淡，苔白厚腻而又稍黄，脉象偏滑，于是很多疑惑逐渐得解。张仲景的名方半夏厚朴汤药性偏温甚至是燥，而从舌脉来看，该病人有很明显的湿郁化热的征兆，所以，单用半夏厚朴汤治疗不会见效。既然有湿，半夏厚朴汤也不是不可运用，而是应该进行加减。思量再三，我

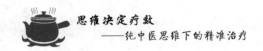
开出处方：陈皮 15g，姜半夏 10g，厚朴 10g，茯苓 15g，桔梗 10g，玄参 12g，炒牛蒡子 12g，射干 10g，板蓝根 12g，北豆根 10g，草果 8g，甘草 10g。5 剂，水煎服，每日 1 剂。

服用 5 剂后，病人反馈嗓子难受的症状已消失，问题得到了彻底解决！

诊疗思维 梅核气是指咽喉中有异常感觉，如梅核塞于咽喉，咯之不出，咽之不下，时发时止。该病多发于青壮年，以女性居多。

中医认为本病一般是痰气互结咽喉、肺胃宣降失常所致，治疗应该行气开郁、化痰散结。本案治疗中，我拟出的方子其实是由二陈汤、半夏厚朴汤、桔梗玄参汤这三个方子糅合加减而成的，意在清热化痰、清肺利咽。

方中选用二陈汤健脾化痰，去掉原半夏厚朴汤中的紫苏叶和生姜，仅保留半夏、厚朴和茯苓以行气解郁化痰，再加上桔梗玄参汤中的桔梗、玄参以主攻咽喉部位，并且用上更能直达病所而起到清肺利咽作用的板蓝根和北豆根等。

同时，既然要行气，就要调畅气机，方中姜半夏和厚朴药性向下，而配伍的桔梗药性上浮，恰恰能使气机上下通畅。综合本方，有攻有守，能上能下，最终取得了满意的疗效。

柴葛解肌汤加减治疗化脓性扁桃体炎

郑某，女，7 岁，居住在北京，于 2014 年 6 月 10 日来诊。此时小姑娘很是痛苦，因为扁桃体已肿大到吃饭、喝水都很疼。她妈妈说孩子平时感冒很容易"走嗓子"，这次尤其严重。问诊得知，大概一周前小姑娘感冒发热，体温最高 39℃，随后就出现了扁桃体肿大、疼痛，自行服用了几天清热解毒药无效之后去看了西医，输了 4 天液，体温倒是降下来了，但扁桃体却肿大化脓了。现体温 37℃，扁桃体肿大化脓，舌淡，苔稍腻，脉弦滑稍浮。辨证为风寒感冒，郁而化热。治则为解表散寒，清泻内热。方用柴葛解肌汤加减：射干10g，麻黄4g，桔梗10g，玄参12g，枳壳12g，柴胡25g，黄芩8g，葛根40g，石膏15g（先煎），威灵仙8g，青皮8g，皂角刺15g，白茅根10g，甘草10g。2剂，水煎服，每日1剂。

2014年6月12日，二诊。发热退，扁桃体肿大化脓还未消，舌淡，苔稍腻，脉偏滑。考虑以上2剂药已经起效，方子的主攻方向不应该发生太大变化，接下来需要在上方的基础上加减，主要是针对药量进行变动。处方：守方加减，柴胡改为20g，葛根改为30g，石膏改为10g，加板蓝根12g、鱼腥草5g以清热解毒，排脓利咽。3剂，水煎服，每日1剂。

2014年6月16日，三诊。扁桃体肿大已经消去大半，化脓情况也已经得到很好的控制，吃饭、喝水时咽痛的情况也较前好了很多。舌红，苔少，脉稍滑。处方：威灵仙8g，青皮8g，桔梗10g，玄参12g，枳壳12g，射干10g，浙贝母12g，陈皮10g，板蓝根12g，甘草10g。3剂，水煎服，每日1剂。

服用3剂后，孩子家长反馈，孩子身体状态已经恢复正常。

诊疗思维 我在接诊本案时首先想到的是，本病既然经西医输液4天都没有得到有效控制，很显然不是抗生素的效力不够，而是有其他的原因没有兼顾到。随后的四诊合参，也坚定了我的判断。我判断孩子内热的格局虽然已经形成，但是仍有表证，那么在治疗上有一分表证就要兼顾发散解表。在具体用药上兼顾了四个方面：解表退热、清泻内热、利咽排脓、顾护脾胃。比如运用射干、麻黄、桔梗、玄参、枳壳来兼顾表里，既清热利咽又发散解表；柴胡、黄芩、葛根、石膏，其实是仿照了柴葛解肌汤的意思，以求解肌退热；威灵仙、青皮、皂角刺、板蓝根、鱼腥草等药则是针对化脓的扁桃体对症治疗；陈皮、甘草以求顾护中焦

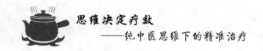
脾胃。在二诊中我看病人体温已降，所以在药量上就进行了适当的减少变化。

本案的治疗给我们启示，治病时临床思辨能力如同沙场点兵，需要不断培养、加强，尽可能做到辨证时滴水不漏，同时在用药上一定要灵活，做到有攻有守，有的放矢！

桂枝汤加减治疗十年之久咳

徐某，女，46 岁，居住在北京，于 2014 年 4 月 14 日来诊。病人自诉咳嗽已达十年之久，已经找过很多医生治疗，病情时好时坏。这次找我其实也只是抱着试试看的心态。诊治疾病的时候，我有一种习惯，就是对患病时间较长又经很多医生诊治过的病人，一般都不会等闲视之；同时我也希望能够知晓以前的医生在治疗过程中所开过的方子，因为这样至少我可以知道那些医生是什么诊疗思路，以便我在用药的时候另辟蹊径，不重蹈覆辙。所以，在诊治疾病的时候，以前无效的方子在医生眼中往往也是很有价值的。但可惜的是，这位病人的性格属于大大咧咧的类型，手中根本就没有保留原来服用过的方子，所以我也只能完全按照自己的判断进行治疗了。

一开始我并没有多问什么，只是诊脉看舌苔，发现其舌淡，苔腻，脉又偏弱。根据舌脉我对病人说："您应该是怕冷的，尤其是冬天；咳嗽往往是有痰的，痰的颜色是白色的，同时痰往往是黏稠的，咳嗽比较厉害的时候往往又伴随着头晕。"听我说完，她变得很兴奋地说："祁医生，就是这个样子的，您可要给我好好治疗啊。"很多时候，病人在听完医生的判断后会觉得非常信服，在这种情况下处方所带来的疗效往往会更好，因为病人对医生的心理依赖同样是很重要的。考虑该病人咳嗽长达十余年，久病多虚，脉又偏弱，怕冷，辨证为心肺阳虚，治疗以温补心肺。方用桂枝汤加减：桂枝 20g，白芍 12g，丹参 20g，石菖蒲 20g，桔梗 10g，炒杏仁 10g，荆芥 12g，紫菀 15g，款冬花 12g，葛根 40g，陈皮 10g，蝉蜕 10g，羌活 6g，炙甘草 10g。5 剂，水煎服，每日 1 剂。

2014 年 4 月 21 日，二诊。病人怕冷的症状有所缓解，痰也没有那么黏稠成块儿了。舌淡，苔腻，脉稍弱。处方：上方加细辛 5g，温化痰饮；加狗脊 10g，补肝肾。5 剂，水煎服，每日 1 剂。

2014 年 4 月 25 日，三诊。咳嗽明显不像以前那么频繁了，痰量也少了很多，而且感觉周身上下都轻松了很多。舌淡，苔腻，脉滑。处方：守方加减，加白芷 12g。7 剂，水煎服，每日 1 剂。

病人服用 7 剂药之后，所有症状全部消除，但我在为其诊断之后告知其体内阳气依然稍显不足，嘱咐她生活当中的一些注意事项，并提醒她在今年的立冬前后再来找我，我会帮她调理周身气血，以免咳嗽的症状再犯。

诊疗思维 对于咳嗽，很多病人开始并不太当回事儿，往往自己就扮演了医生的角色，自作主张地去药店买了一堆药乱吃一气。市面上的止咳药品要么清热解毒，要么润肺止咳等，当然这种药品如果对症的话也可以治疗一部分病人的咳嗽。但等到已经咳嗽得非要去医院不可的时候，往往症状已经相对不轻了，而这个时候很多医生的做法都是让病人先去化验血常规，或者是再拍个 X 线片，然后根据化验或者是检查的结果选择不同的抗生素进行治疗。

经过以上阶段的折腾，如果病人病情还是没有好转的话，那就变得棘手了。本例病人就是如此，咳嗽反复了十年之久才来寻求中医的治疗，这时候我们是不能小视的。

新病多实，久病多虚，我判断该病人咳嗽属于心肺阳虚型。心和肺相互影响，心居于上，就相当于大自然当中的太阳，而肺就相当于天空中的云，只有太阳当空照，才能云开雾散。所以在本病例的治疗中我的思路从一开始就很坚定，即一定要用温法而不是用清法。

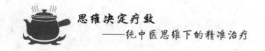
在具体用药时，我将桂枝汤作为基础方加减使用，在把心肺的阳气升腾起来之后才用到一些化痰止咳的药。

很多医生很肤浅地认为桂枝汤只是用来治疗感冒的，这样的认识太过于局限了，其实桂枝汤调和营卫的本质是通过温通心阳来实现的，所以，我在临床中经常会把桂枝汤当作是人体中的一轮太阳。

温养脾肾法治疗口干燥症

王某，男，53岁，居住在北京，于2014年4月23日来诊。他目前的症状是经常感觉口干，夜间尤甚，如果夜间醒了，口干的感觉会相当强烈，偶尔伴有口苦症状。以上这些症状已经持续半年，且愈演愈烈。病人曾到某军区医院治疗两个月，疗效并不令人满意。我为他诊脉之后，发现他的脉象是左寸不足，同时尺脉沉弱。我又看了他的舌苔：舌淡白，苔稍腻，舌尖稍红。于是基本断定为脾肾阳虚、下焦寒湿，同时又稍有虚火上攻。最后我就问了他一个问题："您是不是觉得后背发紧、双腿发凉，夜间有梦甚至经常梦到死人？"他很吃惊地回答："对呀，就是这样的，您还会解梦？"其实中医诊病一旦抓住主证之后，很多问题就会迎刃而解。我在临床当中往往都是主要凭借舌脉情况来指导用药。此病例辨证为脾肾阳虚、下焦寒湿，治则为温养脾肾、祛寒除湿。方用甘姜苓术汤、桂附地黄丸加减。处方：茯苓20g，干姜10g，甘草10g，生地黄10g，山药30g，山萸肉15g，牡丹皮12g，泽泻15g，肉桂5g，菟丝子12g，葛根50g，薏苡仁30g，桑椹15g，川牛膝20g，狗脊10g，威灵仙6g，淡竹叶6g。5剂，每日1剂。

2014年5月7日，二诊。口干燥症状明显改善，这也让我的信心大增，观其舌脉：舌尖稍红，苔稍腻，脉稍沉。处方：上方去淡竹叶，加通草5g。5剂，每日1剂。

随后病人反馈，口干燥症状已经解除。

诊疗思维 口干燥症，从中医角度来说，一般的治疗思路就是滋阴或者滋阴合并泻火。这种治疗方法对于部分病人也许会有效，但在很多情况下病人越吃药反倒症状越重。本例病人就是这样一个典型的例子。该病人虽然自觉口干燥症状明显，但下焦却是一派寒湿之象。这个时候如果用上寒凉之药岂不是越用症状越严重？！那么为什么下焦一派寒湿之象时反倒会出现口干燥症状呢？我们可以举一个生活中的例子：用锅炉烧水的时候，锅炉中要有水，上面还要有一个锅盖，然后下面要用火烧。如果下面没有火或者是火力不足，锅炉中的水就很难沸腾或者不会沸腾，水就不能蒸腾气化，锅盖就会很干燥；如果下面火力够旺，锅里的水又充足，水一旦蒸腾气化，整个锅盖就很湿润。对应我们人体而言，下焦命门、肾就像是锅下的火，中上焦脾胃和肺就像是锅，咽喉、口腔，甚至头面、皮肤就像是锅盖，你要让锅盖湿润光泽，除了锅里要有足够的水，锅下的火还要旺。

于是我在用药的时候，目的就很明确了，即用药温养脾肾，使下焦寒湿能够蒸腾汽化，以濡润上焦。本例病人尺脉沉弱当属肾阳不足，舌质淡白又属脾阳不足，再结合病人怕冷并夜间做噩梦等症状，推断其以寒湿为本。在具体用方时，我将东汉张仲景《金匮要略》中的甘姜苓术汤、桂附地黄丸作为基础方子，这两个方子合在一起具有很强大的温脾胜湿、温补肾阳的作用，身体的阴津经过阳气蒸腾气化，便可以使口干症状解除。

因考虑到该病人舌尖稍红（表明有一定的虚火），所以我很谨慎地将桂附地黄丸中的附子改为了菟丝子，但我想运用附子应该也是无妨的。另外，在两个方子的基础上，又加入葛根、薏苡仁、威灵仙、通草等以求升清降浊，为两个基础方子锦上添花。

如果继续按照这个思路发散思维的话，这个治疗方法不仅仅可以解除口干，还可以润泽肌肤，那这不就是一个美容养颜的大法吗？这种由

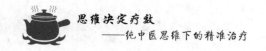
内而外的调理，肯定要比单纯地养颜要好、要持久！

健脾益气补虚法治疗牙龈出血

白某，女，36岁，居住在北京，于2013年10月31日来诊。病人自诉近1周出现牙龈不自主出血，一开始是刷牙时出血，自己并没有在意，但随后的几天，不刷牙时牙龈也会不自觉地出血，不得不引起自己的重视，去某医院口腔科检查诊治后服了几天的抗生素，效果并不明显，现寻求中医治疗。诊治过程中我发现该病人一派虚象：舌淡，苔稍腻，脉弱。辨证为气血两虚。方用四君子汤加减：党参15g，炒白术30g，茯苓15g，白及12g，仙鹤草40g，茜草15g，白薇15g，地骨皮20g，藕节15g，佩兰15g，甘草10g。5剂，水煎服，每日1剂。

2013年11月5日，二诊。牙龈出血已经停止。舌淡，苔稍腻，脉弱。根据舌脉判断其症状虽已除但仍有虚象，守方加减以巩固，上方加枳壳12g、桔梗10g。5剂，水煎服，每日1剂。

随后病人反馈牙龈出血已止。

诊疗思维 中医诊治疾病必须按照中医基础理论进行。现在临床当中总是有一些基础理论不够扎实的中医或者是一些略懂中医的西医，把一些西医的诊断指标当作"圣旨"，在西医的理论指导下运用中药，这是大错特错的。

举个简单的例子，对于经西医化验检查之后所诊断的炎症，中医是否就应该直接运用具有清热解毒功效的中药来消炎呢？是不是西医说牙龈有炎症了，中医就一定要运用黄连这味具有消炎作用的中药呢？我绝对不这么认为！这根本就不是在中医思维指导下运用中药！

回到本案中来，我在处方中没有用到任何一味具有类似"消炎"作用的药物，反而所用的方子是偏补的。根据病人的舌脉判断其为气血两虚。脾是统血的，如果脾虚则统血功能失常，就会出现出血的症状，某些女性病人还可能出现月经淋漓不尽等症状。

　　本案用药时，我选用了具有健脾益气功能的四君子汤，同时又加上仙鹤草和白及这两味具有补虚止血功效的药物，最后稍加清热的地骨皮、白薇等药，以防补虚之药生热。

从肺脾二脏论治鼻衄

　　王某，男，56岁，居住在北京，于2012年2月17日由家人陪同来诊。主诉鼻出血间断发作3年余，加重2周。病人近3年来无明显诱因而间断发作鼻出血，甚者血流如珠状滴出，颜色鲜红，已不敢轻易擤鼻涕，有时稍一用力即引发出血，出血约10分钟后会自动停止。来诊前曾就诊于北京两家医院，专科检查示：未发现异常出血处，未查及鼻内有血管破裂。进一步影像学检查示：鼻中隔有侧偏，鼻内息肉（具体大小不详），左上颌窦囊肿（具体大小不详）。医院建议手术治疗以切除鼻内息肉和囊肿，病人因不愿手术，遂来寻求中医治疗。现精神可，鼻外形正常，嗅觉正常，两侧鼻孔均通气，今早起床后鼻出血已发作1次。病人有长期饮酒、吸烟史，尤以吸烟为甚，每天约抽2包烟，时有咳嗽、咳痰症状，纳可，二便调，舌红，苔黄厚腻，脉滑。中医诊断为鼻衄。处方：炙枇杷叶20g，桑白皮15g，荆芥炭15g，黄芩炭12g，荷叶12g，侧柏叶15g，槐花12g，炒白术20g，丹参10g，藕节10g，川牛膝30g，甘草6g。3剂，水煎服，每日1剂。

　　2012年2月21日二诊。服上药第2天仅出血1次，而后未见出血。但病人仍担心出血发作，所以不敢做擤鼻涕动作。脉证合参，均较上次大为好转，遂将上方稍事调整嘱病人再服3剂。处方：荆芥炭10g，黄芩炭10g，黄柏15g，炒苍术20g，侧柏叶12g，藕节10g，槐花10g，川牛膝15g。

　　2012年2月25日再次见到病人家属，家属诉病人从第2次服药起至

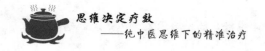

今未再出血，特来表示感谢。

诊疗思维　鼻出血，中医称鼻衄，是临床各科多种疾病的常见症状之一。鼻衄可发生于不同季节，但以春季多见。春天阳气上升，《黄帝内经》指出："春善病鼽衄。"本病例应该从肺脾二脏论治。病人有长期吸烟、饮酒史，导致脾生湿痰，进而郁而化热，亦致肺经生热，宣降失司。脾和肺是母子关系而相互影响，因肺开窍于鼻，肺宣发太过，火热偏盛，迫血妄行，于是血溢清道而致出血。治则应该是清肺降肺、清热燥湿、活血止血。方中炙枇杷叶、桑白皮清肺热，降肺气；荆芥炭、黄芩炭、侧柏叶、槐花、藕节清热止血，药性偏升故尤善治上焦出血诸症，且荆芥和黄芩炒炭为用，功专力强，以突出止血之效；炒苍术、炒白术、荷叶健脾燥湿，升清降浊；丹参活血化瘀；川牛膝引血下行；甘草调和诸药。全方有攻有守，有上有下，最终取得了令人满意的疗效，为病人免去了手术之苦。

流感发热不退不一定非用清热解毒类药

崔某，女，39岁，居住在北京，于2017年12月28日来诊。这位病人找到我的时候，已经患流感将近2周了，当时的北京正处于冬季流感大流行时期。近2周来病人吃了不同的西药，包括退热药，但是症状依然没有好转。现在病人发热时高时低；嗓子不舒服，有痰，吐痰不是很舒畅，痰稍黏；感觉时有胸闷发生，影响到呼吸；因为患流感已近2周，所以精神、胃口也不好；还时不时地有烦躁感。现体温38.6℃，血常规检查示白细胞计数不算高。这很符合当年冬季很多流感病人的发病情况。这种情况往往被西医诊断为病毒感染，因白细胞计数不高，所以西医并不是一味地给予抗生素治疗，而是根据血常规和X线片情况给予标准化治疗；而中医诊病必须要落在基于中医理论的辨证论治上，也就是说，西医指标可以参考，但不能被西医指标所绑架，必须要回归到中医的望、闻、问、切四诊上来，且不可一见发热就用清热解毒药，具体用药还是要根据病人的具体情况而定。中医讲的是证，而不仅仅是症状。我诊病时一向习惯性地先把脉、看舌头，根据脉象和舌象先判断病人的气血阴阳虚实寒热，然后再去问病人的病情。该病人舌脉情况如下：右寸不足，右关弱，右尺沉；左脉整体细稍弦，左尺稍沉；舌淡，苔稍腻，舌体胖大。综合舌脉来看，这并不是常态下所谓的一派实热证，而是以虚为主，同时又虚中有实，因为从整体来看，右寸不足即肺气不足，右关弱显示脾气也不足，同时左脉稍弦又合并肝经有郁。这个时候，如果按照西医的治疗思路，一味地用一些清热解毒的中药或者是抗生素之类的西药，那对脾胃虚弱的病人来说无疑是雪上加霜。该病例中医辨证为肺脾不足、肝郁内热，治疗以补益肝脾、疏肝清热为主，方用小柴胡汤合桂枝汤、栀子豉汤加减。处方：柴胡 30g，黄芩 8g，桂枝 10g，生白芍 10g，淡豆豉 15g，生栀子 10g，荆芥 6g，防风 5g，芦根 15g，生薏苡仁 30g，冬瓜子 30g，枳壳 12g，桔梗 10g，青蒿 8g，党参 10g，甘草 10g。3 剂，水煎服，每日 1 剂。

病人服用 3 剂后诸症悉解。

诊疗思维 对于流感的治疗，很多中医会用到一些具有清热解毒、化痰止咳作用的药，如金银花、连翘、桑叶、菊花、板蓝根、金荞麦、生石膏等，但这些药不见得对所有流感病人都适合。在对这例病人进行治疗时，我用的是性质偏温的一些药，如：桂枝具有温阳通气的作用；党参性温，是补益脾胃的；冬瓜子药性是偏温的；淡豆豉药性是偏温的；柴胡药性是平的；等等。

在本例病人的治疗中用到了好几个方子，首先是小柴胡汤。小柴胡汤来源于张仲景的《伤寒论》，由柴胡、黄芩、半夏、党参（原方用的是人参）、生姜、甘草、大枣这几味药组成，其中柴胡和黄芩是必不可少的，也就是说少了其他药还可以叫小柴胡汤，少了柴胡和黄芩就不能再叫小柴胡汤了。小柴胡汤的作用是透解邪热，疏达经气。这个方子当中用了30g的柴胡、8g的黄芩，目的是要突出柴胡的功效，不把身体作为一个战场，而是作为一个透解邪热的道场。为什么柴胡用30g？我本人的临床体会是，大剂量柴胡往往具有退热、透热的作用，即通过透解邪热达到退热的功效。所以治疗发热的时候，我往往会加大柴胡的剂量，比如用到30g、40g，甚至用到50g；10~15g的剂量，往往是和解少阳、疏解肝胆的；10g以下，具有升提之功，我往往会用5g。

第二个方子是张仲景的名方——桂枝汤。桂枝汤由桂枝、白芍、生姜、甘草和大枣这几味药组成，主要药物是桂枝和白芍，换句话说，少了桂枝或白芍，这方就不能叫桂枝汤了。在临床当中，桂枝汤最重要的作用就是调和营卫。本案用桂枝汤来治疗流感，本质上就是通过调和营卫来达到的。

第三个方子也是张仲景的名方——栀子豉汤，原方就淡豆豉和生栀子这两味药。张仲景笔下的栀子豉汤，并不是治疗感冒的，而是治疗"虚烦不得眠……心中懊憹"这样的一些病证。但是，我紧紧抓住了一点：在临床当中，凡是出现这种"心中懊憹"症状的，也就是说总感觉心胸烦躁的，都可以用栀子豉汤。淡豆豉和生栀子这两味药配合在一起，共同作用是清热除烦。

荆芥和防风，这是历代很多医家都会用到的一组药对，二者相须为用、相辅相成，可以起到发汗解表、发散风寒的作用。

芦根、生薏苡仁、冬瓜子这几味药的应用，是借鉴了孙思邈《备急千金要方》中的方子千金苇茎汤，该方由苇茎、生薏苡仁、冬瓜子和桃仁组成。原方当中的苇茎，在现在的药房里已找不到了，所以我用芦根替代。这个方子并没有用桃仁，为什么呢？因为桃仁具有活血化瘀、润肠通便的作用，这个病人有脾虚之象，若用了可能会腹泻。千金苇茎汤本身具有清肺化痰、逐瘀排脓的作用，临床中如果病人咳吐的痰非常黏稠，在中医看来这属于"脓"的范畴，那么就可以用千金苇茎汤，但是不要只用它，因为在我看来这个方子主要的力量都在攻肺，不够全面，所以需要配伍其他药。

枳壳和桔梗，是我本人在临床当中常用的疏通人体上下气机的一组药对。

关于青蒿，其实在屠呦呦发现青蒿素之前，使用青蒿的临床经验非常丰富的是清代的叶天士。叶天士是温病学派的代表人物，当时的清朝，瘟疫四起，叶天士就经常用青蒿配伍他药来治疗。其实所谓的流感，往大里说就相当于一场瘟疫，所以临床上青蒿也是常用的。

应用党参是因为我判断该病人的中焦脾胃是虚弱的，必须要用一味健脾益气的药。于是我用了10g党参，也没敢用太大量。

最后一味药甘草，用来调和诸药，同时甘草和桔梗相配也具有化痰止咳的作用。

下面总结一下这个病例。病人本身就有体虚之象，其实这个体虚之象是当下很多人所共有的，为什么这么说呢？因为当下很多人都活得不太容易，消耗比较大。"正气存内，邪不可干；邪之所凑，其气必虚"。一种情况是，当一个人体虚正气不足时，如果外邪入侵，身体就抵挡不了了，外邪也就一步一步地攻城略地。这个时候邪是攻不下的，只能想办法鼓舞人体的正气。另一种情况是，当体内正气不足而外面还有外邪时，应该想办法和解。这个合方就是和解人体和外界的一个方子。用这个合方是为了透邪，而不是直接去攻邪、杀邪，是想办法去畅通人体上下、内外、表里之间的气机。

青蒿鳖甲汤合增液汤、栀子豉汤治疗长时间手足心热

李某，女，36岁，居住在北京，于2012年4月10日来诊。病人主诉两三个月来，双手心与双足心发热，而且越来越严重，晚上更厉害，

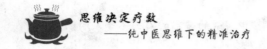

以致睡觉时不自觉地把双手、双脚伸出来，病人自觉热得很烦躁，总想发火，但各项血液指标皆正常。

通过望诊，我发现病人两侧面颊部泛着红晕，职业的敏感性使我判断这并非生活中那种美丽的红晕，而是阴虚阳热上泛的红晕；我又观其舌象，发现舌尖红、舌苔稍厚且发黄；诊其脉，脉象为数。脉症基本统一，辨证为阴虚内热，治疗以清热滋阴为主。方用青蒿鳖甲汤合增液汤、栀子豉汤加减：金银花12g，青蒿10g，淡豆豉12g，生栀子10g，地骨皮15g，桑白皮12g，白薇12g，赤芍12g，知母10g，生白术20g，甘草6g。3剂，水煎服，每日1剂。

2012年4月13日，二诊。服用3剂药后，病人自觉症状已经较前缓解，心情也较前好转。舌淡，苔白，但仍然稍厚，脉象偏滑。我鼓励她："3剂药已经见成效了，看来治好是指日可待了！"处方：上方加玄参12g、生地黄10g、苍术15g。3剂，水煎服，每日1剂。

2012年4月17日，三诊。病人告诉我，吃完以上6剂药后，手足心发热的感觉基本没有了，浑身也感觉很舒服了。舌淡，苔白，脉涩。

作为医生，我会对病人表达的某些措辞很敏感，比如她说"基本感觉不出来了"，那就是说还没有彻底好！其实这个结果和我的预期也是相符的，因为阴虚火旺之人，日久定会伤及阴血，我的处方主要也是以清热滋阴为主，但是在治疗的尾声阶段，我就必须要考虑到气了，"血为气之母，气为血之帅"乃是中医的至理名言。于是我在心中默想，时机已经成熟，我在这些调阴的药物中稍加10g调气的黄芪，便可以画龙点睛，漂亮收尾！结合病人的舌象、脉象我随即开出处方：二诊方加黄芪10g、黄柏15g。3剂，水煎服，每日1剂。

果不其然，我的预料应验了！2012年5月16日，病人带着老公找我看病，并告诉我，她的手足心热完全治愈了。

诊疗思维 手足心热在临床上一般常常伴有失眠、盗汗等症状，但该病例有些特殊，以单纯手足心发热为主。在治疗本病例时，我紧紧抓住中医基本理论——阴阳学说，从阴阳这对相互矛盾而又统一的概念出发遣方用药，先后用到《温病条辨》中的青蒿鳖甲汤、增液汤，《伤寒论》中的栀子豉汤等，并进行辨证加减。另外，作为医生，我们也应该尽可能减轻病人的经济负担，因青蒿鳖甲汤中的鳖甲价格较高，于是我在用药时放弃了这味直接对症且疗效很好的药，而采用了曲线救国的迂回策略，同样收到了满意的效果。

所以，一名好的中医不仅要辨证准确，还要在组方用药时做到尊古而不泥古，拓宽自己的用药思路，这是很重要的。

金元时期名医李东垣开创的"甘温除热"法应该引起当今临床的足够重视。根据他的理论，手足心热也可以为热伤元气所致，对于此种情况他在《内外伤辨惑论》中创下升阳散火汤来散郁火，该方组成为：人参、炙甘草、升麻、柴胡、葛根、独活、羌活、防风、白芍、生甘草。此方用人参、炙甘草之甘温益气；并用升麻、柴胡、葛根升脾胃中清气，上行阳道，亦能引甘温之气味上行，使元气充实皮毛，阳气得以卫外而为固，这是治其本。同时配伍羌活、独活、防风等诸风药，又佐以生甘草，泻火而缓急迫；更加白芍，合人参能补脾肺，合甘药能化阴敛阴，参于升阳散火药中，寓收于散，有制约调节的意义。全方合用能使营卫调和，阳道充实，浮热亦自解。

柴胡桂枝汤合青蒿鳖甲汤治疗长期低热

张某，女，8岁，居住在大连，于2012年7月10日来诊。病儿低热持续近2个月，体温一直维持在37.2℃左右，曾经在其他医院诊治，发热原因经过西医一系列检查之后未明，也曾用了一些药物（具体药物不详）治疗，但是一直未见好转。我发现该病儿虽然一直低热，但精神尚可，并且除了低热之外，饮食及大小便正常，也难怪西医很难查出具体病因。按照中医的黑箱理论，我们可以从整体出发，从宏观去把握。比如这个病儿，我发现她的长期低热有一定的规律性，比如上午轻一些，下午重一些，同时热起来的时候，觉得周身僵硬、不舒服。另外，她舌色淡，苔稍黄，脉微数。于是思量再三，我决定从少阳经和太阳经入手，方用柴胡桂枝汤合青蒿鳖甲汤加减：柴胡 10g，黄芩 10g，桂枝 10g，白芍 10g，姜半夏 6g，地骨皮 15g，青蒿 10g，白薇 10g，炒莱菔子 6g，甘草 5g。3 剂，水煎服，每日 1 剂。

2012 年 7 月 13 日，二诊。3 剂药后虽然体温没有明显下降，但是周身不适的感觉明显较前减轻，没有以前那么僵硬的感觉了，同时睡眠也较以前好一些。我再次诊查，发现其舌苔较之前的稍黄已经开始变得有些厚腻，这表明该病儿同时出现中焦湿热，于是我在调整方子的时候，着重将姜半夏去掉。处方如下：上方去姜半夏，加知母 10g、陈皮 10g。5 剂，水煎服，每日 1 剂。

7 月底得到该女孩亲戚的反馈，病儿已经痊愈，并回到大连老家继续上学。

诊疗思维　正常人的体温一般早晨较低、下午较高，冬季较低、夏季较高，妇女在月经前和妊娠期体温也稍高。这些都不属于低热范围，而是正常的生理变化。

体温超过正常，但在 38℃以下者，称低热。中医所指的低热尚包括病人主观自觉的手足心热、胸中烦热而体温并不高于正常的一种情况。常见表现为夜热早凉，或夜间发热为甚，午后潮热，手足心热，骨蒸发热，常伴有消瘦、神疲、乏力、纳呆、烦躁、舌红、少苔、脉细数等症状和体征。

对本例病儿的治疗，我从少阳经和太阳经入手，因为少阳主半表半里，太阳主一身之表，表里阴阳调和则体温自然能够恢复正常，这属于中医治法中的"和法"。这也是我本人在临床中治疗长期低热的经验体会，长期的低热，不能一味地解表退热，而需要同时兼顾到表里。

在本案治疗的处方上，我选择了张仲景《伤寒论》中的柴胡桂枝汤以及吴瑭《温病条辨》中的青蒿鳖甲汤。柴胡桂枝汤是《伤寒论》中治疗太阳和少阳合病的方剂，由小柴胡汤、桂枝汤各半量而组成，主要用于太阳少阳合病引起的发热恶寒、肢体疼痛等症，具有非常好的解表和里的作用。同时，青蒿鳖甲汤又是一个养阴透热的经典方子。于是我在本案中将两方加减糅合在一起，以达治病求本的目的。

夜间盗汗伴自汗的治疗

王某，男，68岁，居住在北京，于2013年5月21日来诊。病人近段时间每到夜间就会自汗、盗汗，随后白天感觉到发困，周身无力，同时伴双脚发凉。我曾经治过盗汗的病人，也治过自汗的病人，而这个病人的情况却是盗汗和自汗同时出现，况且自汗也是以夜间为主。观其舌脉：舌红，苔黄腻，寸脉弱。方用甘麦大枣汤合桂枝汤加减：浮小麦30g，大枣15g，葛根40g，牡蛎30g（先煎），川牛膝30g，桂枝15g，白芍20g，丹参20g，石菖蒲20g，红景天20g，麻黄根20g，地骨皮20g，艾叶12g，红藤20g，火麻仁10g，甘草10g。5剂，水煎服，每日1剂。

服用5剂后病人反馈一切恢复正常。

诊疗思维 该例的治疗过程相对较短，这源于辨证的准确和用药的精准。我考虑病人已经68岁，年事已高，势必肝肾不足，阴虚则相对阳亢，阳亢迫津外出，所以汗出；因白天为阳，晚上为阴，无论是夜间的盗汗还是自汗都应该首先考虑阴虚的本质。这个机制很多初学中医的人不太理解，既然晚上为阴，那么阴虚之人到了夜间，不就不阴虚了吗？事实恰恰相反，因为阴虚相对就会阳亢，亢于外的虚阳在夜间反倒被阴所束缚，以致郁而难发，最终导致迫津外出。

该病人的舌脉情况其实是一种矛盾的呈现，寸脉弱则提示心肺功能

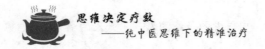
不足，然而舌苔却是黄腻的，说明该病人又有虚中夹实的证候。于是我在用药的时候就考虑攻补兼施了。方中用到浮小麦、大枣、桂枝、白芍、麻黄根、甘草，是学习了张仲景的甘麦大枣汤和桂枝汤的思路，以达到调和营卫、补中止汗的目的；进而用到葛根、牡蛎、川牛膝，以调节肝肾功能，同时又引导虚阳归下元；用到丹参、石菖蒲、红景天，以补上焦心肺之虚；最后用到地骨皮、艾叶、红藤、火麻仁，一为清理虚热，二为调节湿热从大肠而出。

我认为全方的配伍考虑得比较全面，有攻有补、有补虚有泻实，所以最终取得了满意的疗效。

旁敲侧击法治疗反流性胃炎

杨某，女，60岁，居住在北京，于2012年11月27日来诊。病人告诉我她得的是反流性胃炎，诊断已经非常明确了，也看过许多医生，现在是中断了在一位中医老专家处的治疗，而转来找到我看病的。她现在主诉的症状是烧心感强烈，并时不时地吐酸水，打嗝，胸闷，这些症状加在一起真的让她觉得相当难受，每天都要服奥美拉唑肠溶片。我观其舌脉：舌淡，苔黄，脉滑。我想，中医认为胃主受纳、以降为顺，那么西医所诊断的反流性胃炎不就是胃气不降而亢逆于上吗？在治疗上何不舍弃对胃部的针对性治疗而从调畅气机下手呢？于是处方用栀子豉汤合小陷胸汤加减：淡豆豉15g，栀子10g，黄连6g，姜半夏10g，瓜蒌12g，枳壳12g，桔梗10g，木香15g，葛根20g，牡蛎30g（先煎），海螵蛸30g，金钱草15g，炒苍术20g，甘草10g。5剂，水煎服，每日1剂。同时告诉病人停服奥美拉唑肠溶片，只服用汤药，也好便于观察汤药的疗效。

2012年12月3日，二诊。病人告诉我症状有增无减，停用奥美拉唑肠溶片后烧心感比较强。舌淡，苔黄腻，脉滑。我想病人这次二诊大概是为了面子而来，倘若我这次治疗还是不能让病人病情好转，那么这就是我俩最后一次的见面了。结合舌脉，考虑病人为气机不畅、湿热内蕴，治疗以调畅气机、清热利湿为主，方用四妙丸合栀子豉汤、小陷胸汤。处方：黄柏20g，炒苍术30g，白术20g，茯苓20g，枳壳15g，木香15g，桔梗10g，葛根20g，牡蛎30g（先煎），海螵蛸30g，瓦楞子20g，金钱草15g，酒大黄5g（后下），甘草10g。5剂，水煎服，每日1剂。

2012年12月10日，三诊。病人告诉我吃药后诸症大为好转，我也稍稍缓了口气。病人现舌淡，苔黄腻，脉滑。处方：二诊方加佩兰15g，以化湿和中。7剂，水煎服，每日1剂。

2012年12月18日，四诊。病人虽一直停用西药，但整体症状还算好，可最近两三天烧心感又出现了，舌淡，苔黄腻，脉滑。处方：三诊方加北豆根10g，以清热化湿；加火麻仁12g，以润肠通便。7剂，水煎服，每日1剂。

2012年12月25日，五诊。现在烧心感已除，但大便稍干，舌淡，苔黄腻，脉滑。处方：四诊方去北豆根，加薏苡仁30g以健脾利湿，加鸡内金15g以运脾消食。7剂，水煎服，每日1剂。

2013年1月6日，六诊。病人告诉我症状基本消除，特来向我表示感谢。我看其舌脉情况已经基本正常，就告诉她不用再吃药了，但病人要求我再开几服药巩固巩固。于是我开出最后一张处方：五诊方加草果8g、竹茹10g。7剂，水煎服，每日1剂。

诊疗思维 反流性胃炎主要是由于胆汁和肠液混合，通过幽门逆流到胃，从而刺激胃黏膜产生的炎症反应。反流性胃炎主要临床症状往往有胃胀、烧心感、吞咽困难，以及诸如嗳气、恶心、呕吐、肠鸣、排便不畅、食欲减退、消瘦等。针对此，西医往往采用促胃动力药、抑制胃酸药以及抗幽门螺杆菌治疗等方法，而中医的治疗依然是在辨证论治的基础上再进行对症治疗。

在本案的治疗中，我并没有过多考虑胃部的具体病灶，而是从大处着眼，再从小处入手，力求从三个方面全方位攻击，即：以调畅气机为基础，使脾升胃降，枢机自利（枳壳、桔梗、木香、葛根、牡蛎等）；同时采用《伤寒论》中的栀子豉汤（淡豆豉、栀子）、《成方便读》中的四妙丸［黄柏、苍术、薏苡仁、牛膝（此病例未用到）］、《伤寒论》中的小陷胸汤（黄连、半夏、瓜蒌）等以清利湿热，开胸顺气；最后才考虑用到诸如海螵蛸、瓦楞子、金钱草等针对泛酸烧心等症状的对症治疗药物。

全方用药虽看似旁敲侧击，但通过本案的治疗也给了我很大的启发：在中医临证时，长驱直入的用药方法有时并不及这种旁敲侧击的策略。

温胆汤合二妙散加减治疗重度糜烂性胃炎

罗某，女，58岁，江西人，于2012年5月25日来诊。该病人拿着在北京某医院的胃镜检查报告来到我的诊室，我看到的是2012年3月12日的检查结果：胃溃疡，重度胃炎，胃窦部糜烂，幽门螺杆菌抗原测定阳性。她告诉我已经服用了6周的西药，但丝毫没有效果，希望能够用中药治疗。在接下来的3个月时间里，她积极配合我坚持用中药治疗，最终取得了满意的疗效。

下面是我对有关她诊疗记录的梳理。

2012年5月25日，首诊。主诉是腹胀，同时伴有胃痛、泛酸，大便不规律，生活质量严重下降。舌红，苔白腻，脉滑数。处方：陈皮、青皮各12g，姜半夏10g，茯苓20g，枳实15g，桔梗10g，苍术、白术各20g，黄柏15g，白及10g，乌贼骨12g，煅瓦楞子12g，炒莱菔子6g，甘草6g。5剂，水煎服，每日1剂。

2012年5月30日，二诊。病人服用上药后诸症改善并不明显，舌稍红，苔薄白，脉滑。处方：上方去苍术，加木香10g。5剂，水煎服，每日1剂。

2012年6月4日，三诊。病人自觉腹胀感有所缓解，但泛酸、烧心感比较严重，尤其是吃饭以后。脉象依然偏滑，舌稍红，苔黄。处方：二诊方去白术、炒莱菔子，加白茅根10g、鸡内金15g。7剂，水煎服，每日1剂。

2012年6月14日，四诊。又经过几天的休息，病人感觉诸症较前减轻，但出现头晕现象。舌淡，苔稍腻，脉滑。结合舌脉，考虑有肝阳上亢的表现。处方：三诊方去白茅根，加蒲公英12g、石决明10g、钩藤6g（后下）。5剂，水煎服，每日1剂。

2012年6月19日，五诊。病人现在每日泛酸约有1小时，头晕约有半小时，舌淡，苔薄，脉弦滑。处方：守方加减，去蒲公英、黄柏、钩藤，加石菖蒲15g、郁金10g、佛手10g。5剂，水煎服，每日1剂。

2012年6月25日，六诊。病人诸症减轻，病情稳定，舌淡，苔薄，脉弦滑。处方：五诊方去佛手，加丹参12g。5剂，水煎服，每日1剂。

药后病人情况相对稳定，间断服用六诊方半月余。

2012年7月12日，七诊。病人自诉右侧偶有腹部胀感，舌淡，苔薄，脉弦滑。处方：陈皮、青皮各15g，姜半夏10g，茯苓20g，枳实15g，木香10g，桔梗10g，白术20g，白及12g，蒲公英10g，佩兰15g，鸡内金15g，郁金10g，佛手10g，丹参12g，甘草6g。5剂，水煎服，每日1剂。

2012年7月17日，八诊。病人诸症平稳，腹胀明显减轻，舌脉均基本正常。处方：七诊方加砂仁6g。5剂，水煎服，每日1剂。

8月初病人回江西老家，临走前我嘱咐她生活中的一些注意事项，并提醒她找时间进行复查。

10月中旬，病人高兴地来到诊室，拿出了2012年9月15日在江西做的胃镜检查结果：胃底、胃体、胃角、幽门、十二指肠未见明显异常，仅胃窦黏膜散在点片状红斑。

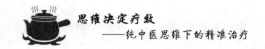
诊疗思维　糜烂性胃炎是以胃黏膜多发性糜烂为特征的胃炎，西医一般在一系列相关检查化验的基础上进行有针对性的抗感染治疗，但存在有相当一部分病人治疗效果不明显，甚至胃部进一步受损的问题。

本案中因病人叙述不清，我无从得知她服用的是什么西药，于是在治疗的过程当中仅以西医的胃镜检查作为参考，然后完全按照中医的辨证思路灵活进行治疗。

本案中病人因生病已久，整个疾病的病机已经变得寒热错杂，所以，在治疗时单纯补或单纯泻都不正确，应该寒热并用、攻补兼施。

本案病人腹胀、胃痛、泛酸、大便不规律，病位在脾胃，病机为气机失调，但又舌红、苔白腻、脉滑数，表明有湿热，所以我以《三因极一病证方论》中的温胆汤和《丹溪心法》中的二妙散为底方，再随症加减。用温胆汤意在清胆和胃，用二妙散意在清热燥湿，同时在清胆和胃、清热燥湿的基础上，又加入郁金、佛手等疏肝清肝的药，加入白及、乌贼骨、煅瓦楞子等生肌止血、制酸止痛的药物，在组方的过程中，着眼于调整脾胃气机的升降，最终取得了满意的疗效！

温胆汤合柴胡疏肝散治疗慢性胆囊炎

王某，女，36岁，居住在北京，于2012年12月4日来诊。病人是以腹部疼痛为主诉来就诊的，疼痛的主要部位在胆囊区。我高度怀疑病人胆囊有问题，随即要求病人行超声检查，结果显示胆囊壁厚、毛糙，明确诊断为胆囊炎。病人最近一两个月来不定时出现腹痛，尤以右下腹部为甚，同时上腹部也感觉到闷胀，胃部时有灼热感，对于油腻性食物有些厌烦。舌淡，苔白腻，脉滑。我告诉病人，这个病不是一时形成的，治疗起来也需要较长的时间，希望能做好思想准备。因为我深知，有很多病人在治疗的过程中会因为这样那样的原因而中途放弃，结果前功尽弃，所以对于很多疾病，我首先做的就是给病人做好思想工作。结合病人情况，我分析该病病机属气机不畅、胆胃不和，治以调畅气机、和胃利胆。方用温胆汤加减：枳壳 15g，桔梗 10g，木香 15g，葛根 30g，牡蛎 30g（先煎），竹茹 12g，陈皮 12g，青皮 12g，金钱草 20g，郁金 15g，川楝子 12g，甘草 10g。7 剂，水煎服，每日 1 剂。

2012 年 12 月 14 日，二诊。病人说服用 7 剂药后，并没有什么改观。舌淡，苔白腻，脉滑。我告诉她，也许没有什么不良反应就是好现象。处方：上方去川楝子、陈皮、青皮、竹茹，加延胡索 12g 以理气止痛，又加丹参 12g、鸡内金 15g。7 剂，水煎服，每日 1 剂。

2012 年 12 月 28 日，三诊。病人说因工作太忙，服用完这 7 剂药后又自行去药店抓了 7 剂药，现在诸症照旧。舌淡，苔白腻，脉稍滑。病人的心态我是可以理解的，他们总是希望有立竿见影的疗效，但作为医生，我更明白，病人再急，医生也必须要做到心中有数而淡定处之。处方：二诊方加淡豆豉 20g、栀子 15g，以清热除烦。5 剂，水煎服，每日 1 剂。

2013 年 1 月 4 日，四诊。诸症平稳，腹痛有所减轻，舌淡，苔白稍腻，脉稍滑。经过近一个月的治疗，此时根据她的情况，我在用药上开始改变了一些思路。处方：柴胡 12g，枳壳 15g，川芎 10g，陈皮 15g，香附 15g，白芍 20g，桔梗 10g，木香 15g，金钱草 15g，首乌藤 30g，丹参 15g，鸡内金 15g，甘草 10g。5 剂，水煎服，每日 1 剂。

2013 年 1 月 10 日，五诊。腹痛情况有所缓解，但病人自觉双目干涩，寐差，多梦。舌淡，苔白稍腻，脉稍滑。处方：四诊方加女贞子 15g、墨旱莲 15g、枸杞子 15g、龙齿 20g（先煎）、桂枝 12g、黄芩 12g，首乌藤增至 40g。7 剂，水煎服，每日 1 剂。

2013 年 1 月 22 日，六诊。现诸症较前好转，但胆囊部位仍隐痛，乏力，舌淡、苔稍腻，脉弱。处方：四诊方去首乌藤、丹参、鸡内金，加仙鹤草 40g、黄芩 12g、蒲公英 15g、生麦芽 10g、九香虫 10g。7 剂，水

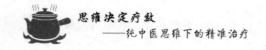

煎服，每日1剂。

2013年1月29日，七诊。诸症较前明显好转，腹部隐痛的时间也有明显缩短，但可能因为受凉而感到后背不舒，舌淡，苔稍腻，脉弱。处方：六诊方去黄芩、蒲公英、仙鹤草、木香、桔梗、生麦芽，加黄芪30g、桂枝15g、山药30g、葛根40g。7剂，水煎服，每日1剂。

病人因个人原因未能按时复诊，间断服用七诊方。

2013年5月6日，八诊。病人B超复查结果提示胆囊未见明显异常。病人显然对这个结果很满意，我也松了一口气。病人希望我能够帮她巩固治疗。舌淡，苔稍黄，右脉涩。处方：柴胡15g，枳壳15g，川芎12g，陈皮15g，香附20g，白芍30g，金钱草30g，葛根40g，生牡蛎30g（先煎），郁金20g，桔梗10g，木香15g，九香虫10g，丹参15g，淡豆豉20g，栀子10g，甘草10g。7剂，水煎服，每日1剂。

2013年5月13日，九诊。诸症平稳，现眼睛干涩，遂告诉病人再服药一周巩固治疗。处方：上方加密蒙花15g、夏枯草10g。7剂，水煎服，每日1剂。

诊疗思维　胆囊炎的诊断并不难，但治疗起来往往需要一定的时间，我在本案中也着实费了一番功夫。在前期的治疗中，病人舌淡，苔白腻，脉滑，结合症状辨证为气机不畅、胆胃不和，所以我主要是以攻为主，用枳壳、桔梗、木香这三味我经常用的药物来理顺气机。中医认为肝胆五行属木，木主疏泄，所以治疗肝胆疾病时，我往往先理顺气机，这就像装修房子时首先要把房间里杂七杂八的物件给清理出去一样。

接下来我用到的主要方子是《三因极一病证方论》中的温胆汤，这是中医史上的一个千古名方，主要功效为理气化痰、和胃利胆。我在原方的基础上进行加减变化，重在加入诸如金钱草、郁金、川楝子、延胡索等理气止痛的药物。

当四诊时病人腹痛较前缓解，舌苔白腻情况减轻，其余症状稳定后，我的用药思路则开始转变，选方以《景岳全书》中的柴胡疏肝散为主。该方是名医张景岳所创下的名方，具有疏肝行气、活血止痛的作用，我在原方的基础上结合病人的实际状况，随症加减，一直坚持使用到最后，完美收尾。

在本医案当中，除了主方之外，有两味药是不可轻视的，甚至可以说是点睛之笔，它们就是金钱草和白芍。金钱草味甘、淡，性平，归肝、胆、肾、膀胱经，具有利水通淋、除湿退黄、解毒消肿的功效，我在治疗肝胆类疾病尤其是偏湿热证者时每每运用，而且还经常会大剂量使用。白芍味甘、苦，性平，归肝、胆、脾经，是一味养血柔肝、缓中止痛、敛阴收汗的好药。肝胆互为表里，而肝为刚脏，"刚"就是刚强、暴急的意思，也就是说肝具有刚强之性，其气主升主动，易亢易逆，而在治疗肝胆类疾病时一定要注意防肝胆疏泄升发太过，这时一味白芍就是上乘的选择。

溃疡性结肠炎的治疗

赵某，男，27岁，居住在陕西榆林，于2014年2月25日来诊。该病人是经亲戚介绍从陕西榆林到北京找我求医的，而且带来了在老家做的肠镜检查结果以及住院病历。我首先看了他前后几次的肠镜报告，皆提示乙状结肠、横结肠、降结肠等多处均呈黏膜高度充血水肿状态，并伴有不同程度的溃疡，临床诊断为溃疡性结肠炎。该病人也于2013年1月因此病在当地住院，前前后后接受不同的西医疗法治疗后，症状较前有所好转，但依然每天腹泻多次，并伴随着便血症状，同时腹痛也比较明显。出院后又在当地断断续续治疗一年之久，但疗效并不令人满意。这位操着一口浓厚的陕西口音的汉子，被这个疾病折磨得面容憔悴，在向我叙述病情时语言恳切，言辞间透着一种质朴和无奈。

为了给他信心，我告诉他我一定会尽全力帮他治疗，但疾病的治疗需要相对较长的时间，希望他有足够的耐心和勇气配合我。很多时候，我相信一次好的治疗，首先是要给病人希望，更要给病人勇气！他显然很受鼓舞，愿意接受我的治疗。我察其舌脉情况：舌淡，苔稍腻，脉弱。这明显是一个因长期患病合并长期腹泻而致的气血不足证，气血不足久了脾胃运化能力自然就会下降，长此以往，水湿不化而成腹泻。如果这个时候还是一味消炎治疗，那就是南辕北辙了。结合病人舌脉情况，我斟酌之后开出处方：陈皮15g，姜半夏10g，茯苓15g，丹参20g，砂仁10g（后下），九香虫10g，生蒲黄10g（包煎），五灵脂10g（包煎），蒲公英20g，鸡血藤20g，枳壳12g，桔梗10g，白及10g，鸡内金15g，甘草10g。3剂，水煎服，每日1剂。我告诉他务必在北京住一周，服完我开出的3剂药后来找我复诊。

2014年2月27日，二诊。此次复诊时我察其舌脉情况并无太大改变，依然是舌淡、苔稍腻、脉弱，但可以肯定的是，病人腹痛的症状较前明显改善。于是我在原方的基础上稍加调整，处方：上方白及改为12g，鸡血藤改为15g，加焦山楂15g、栀子炭10g。5剂，水煎服，每日1剂。

2014年3月4日，三诊。病人已经服药八天了，腹部症状较前明显好转，但大便次数还是较多，并且大便不成形，舌淡，苔稍腻，脉稍弱。病人明显感觉病情有好转，所以也开心起来。可是我却并没有他那么乐观，因为我认为治好他这个病绝非短时之功。既然现在治疗已经见效，同时又考虑到他在北京的花费等，我建议他拿着我开的方子回老家抓药去。处方：二诊方加佩兰15g。14剂，水煎服，每日1剂。

2014年3月18日，四诊。这位陕西的汉子又风尘仆仆地赶到北京，出现在我的诊室。我诊脉时发现其脉象已经出现滑象，故判断病人胃气已经恢复，很明显病人这些药没有白吃，药效更进一步显现了。病人的陈述和我的判断如出一辙，我俩相视而笑。处方：守方加减，三诊方加败酱草30g、鸡屎藤30g、木香10g。20剂，水煎服，每日1剂。

2014 年 4 月 8 日，五诊。诸症较前明显好转，便血情况也已经较前大为改善，舌淡，苔薄白，脉滑。处方：守方加减，将四诊方中蒲公英改为 30g、败酱草改为 40g，另加红藤 20g、马齿苋 15g。20 剂，水煎服，每日 1 剂。

同时我提醒他在老家找时间再进行肠镜检查，做个前后的对比。

2014 年 5 月 13 日，六诊。这次他满脸笑容地出现在我的诊室，并且带来了肠镜的复查结果以及特意从陕西给我制作的一面锦旗。肠镜检查提示多处未见异常。

作为医生，最开心的事情就是能把病人的病给治好，病人开心，自己也会很有成就感。

我建议他再进行一个月的巩固治疗，遂开出处方：五诊方中败酱草改为 20g。20 剂，水煎服，每日 1 剂。

我原本以为治疗结束后，不会再见到他了，没想到 2014 年 6 月 5 日他带着一位亲戚来找我看病。看病就是这样，你把一个病人给看好了，他会为你带来其他病人。

他既然来了，我就又为他把脉诊断了一次，鉴于其舌脉情况相对可观，就为他开了一周的药，并叮嘱他生活当中的一些饮食注意事项等。处方：六诊方去败酱草。7 剂，水煎服，每日 1 剂。

随后他家亲戚找我看病时，代他向我问好，并告知我他的身体状况一切安好！

诊疗思维 对于溃疡性疾病，西医多采用抗感染治疗，而作为中医，我一直都认为，中医的辨证思维一定要基于中医理论基础，不能见到西医的炎症诊断就一味地清热解毒，否则往往适得其反。

本案病情虽然较重，但我一直坚持着中医的原则不动摇，同时坚持稳扎稳打。

病人长期腹泻，久病必虚，致气血不足，舌淡，苔稍腻，脉弱，表

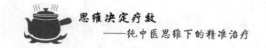

明有水湿停滞。脾胃乃气血生化之源，故治疗当从脾胃入手，所以本案用药就是围绕脾胃展开，但整体用药时却没有大补气血，因为脾虚之人如果一味滋补恐怕反倒会有碍脾胃的运化。对本例病人的治疗，我自始至终以宋代《太平惠民和剂局方》中的二陈汤和失笑散、清代《时方歌括》中的丹参饮为基础方，其中二陈汤健脾化湿，失笑散散结止痛，丹参饮醒脾调胃；然后根据病情适当加减，比如用焦山楂活血化瘀、行气，用鸡内金、白及收敛固摄，来帮助溃疡愈合，用蒲公英、败酱草、马齿苋、栀子炭等局部消痈排脓，并止血。

调中焦气机、重用白术治疗顽固性便秘

吴某，女，32岁，居住在北京，于2013年1月14日来诊。病人已被便秘折磨了十余年，经常四五天才大便一次，并且很不爽快，大便干燥，也曾断断续续接受治疗，但疗效时好时坏，吃药期间情况可暂得到改善，一旦停药一切照旧，病人为此而烦躁不安。我观其舌苔白，察其脉象稍滑。在问诊中得知，她在之前的多次治疗中，用到了很多医生一上来就能够想到的泻法。关于泻法，相信每个中医都能想到一个代表性药物——大黄。于是我想，这味经典药物可能已经被为她治疗过的医生用滥了吧。既然前医们用此药疗效不佳，我便绝不能重蹈覆辙了。处方：枳壳15g，桔梗10g，木香15g，淡豆豉20g，栀子12g，生地黄10g，玄参12g，麦冬12g，槟榔5g，火麻仁10g，肉苁蓉15g，甘草10g。5剂，水煎服，每日1剂。服药后休息两天。

2013年1月21日，二诊。服药后现在基本2~3日大便一次，排便较以前爽快一些，舌淡，苔白，脉稍滑。但同时她告诉我，这个结果是她能料到的，因为原来的很多医生为她治疗时都是这个样子的，即服了药之后症状就会比原来有所好转。这给我的潜台词是她并不看好远期疗效。处方：上方加白术40g，生地黄增至15g。5剂，水煎服，每日1剂。服

药后休息两天。

2013年1月28日，三诊。大便情况一直很好，她似乎对现在的情况还很满足，希望我能帮她继续保持下去。处方：二诊方加升麻6g，白术改为50g。5剂，水煎服，每日1剂。服药后休息两天。

2013年2月5日，四诊。她很开心地告诉我，现在基本上每天一次大便，心情也为之好了很多。舌淡，苔白，脉稍滑。处方：三诊方加陈皮15g。5剂，水煎服，每日1剂。服药后暂作休息，以观远期疗效。

2013年2月19日，五诊。现在已是停药十余天后，一切依然感觉很好，舌淡，苔白，脉稍滑，病人要求再次巩固治疗。处方：守方加减，白术改为60g。5剂，水煎服，每日1剂。

2013年3月4日，病人一早即到我诊室门口排队，希望我帮她治疗另一种疾病，同时反馈给我，大便情况至今一切良好！

诊疗思维 本案用中药汤剂治疗便秘是在排除了直肠、肛门等部位器质性病变的前提下进行的。对于便秘，常规的治疗往往采用通或者是泻的方法，临床也的确能够取效，但远期疗效不理想。

本案的整体治疗思路并没有一味攻下，也不是一味地苦寒泻下，而是在增液汤增液行舟的基础上健脾和胃、调畅气机。比如方中用到的陈皮和大剂量白术就是为了健脾和胃；枳壳、桔梗、木香、升麻等药主要是为了调畅中焦气机，恢复脾升胃降的生理功能；肉苁蓉、火麻仁、槟榔等意在润肠消积。

另外，对于顽固性便秘，我有以下两点认识。

（1）中医认为，脾宜升，胃宜降，脾胃主人体中焦的气机，是调节人体气机之枢纽，所以不管是对便秘的治疗还是对腹泻的治疗，从最根本上来讲就是要调节气机的升降。具体到便秘而言，用药思路应该是以降为主，但是根据中医的阴阳太极理论，一定要做到降中有升、升中有降。

（2）关于白术的运用，我曾经读过的一些医案彻底颠覆了我对白术的狭隘认识。白术一药，习惯用于健脾燥湿，但其实白术燥湿的作用并不强，至少我在临床用药时的体会是这样的。如果遇到需要燥湿的病人，我一般会选用苍术，生苍术和炒苍术我都用过，效果都要比白术好。后来读到已故名医魏龙骧对于生白术的认识后，犹如醍醐灌顶。魏老通过临床实践提出，白术的主要作用是健脾生津，并将白术用于脾虚便秘证，开创了白术新用的先河。于是我就在临床实践中刻意去验证，结果屡屡奏效，但需要注意的是，白术用量必须要大，我本人最少用到40g。

立足于脾胃功能治疗严重腹泻

石某，女，64岁，居住在北京，于2014年8月26日来诊。病人因严重腹泻去北京某中医院就诊，而后因病情严重接受住院治疗，住院将近一个月但病情没有得到很好的控制。当时我的一位师妹恰好在该病房临床实习，而这位病人又是她的实习观察对象，于是师妹就将这位病人介绍给我了。

病人形体消瘦，两目无光，精神不振。这样的外在形象，别说是医生，就是常人看来也能理解，因为毕竟已经腹泻近一个月了。病人说，她平时就不胖，饭量也不大，肠胃功能一直都不是很好，所以平时在饮食方面很注意，但不知什么原因，这次腹泻一发不可收拾，每天都要腹泻10~20次，还伴随着腹痛、便下不爽等全身不适的症状。在住院治疗期间，做了各种相关的检查和化验，没有发现什么严重的器质性病变，只能对症治疗，用过中药，甚至还接受了西医静脉输液治疗，但是折腾了这么久病情依然没有得到很大的改善。现每天腹泻10次以上，大便呈水状，颜色偏黄，中间有未消化的食物残渣等。舌苔白嫩水滑，双脉沉弱。从舌脉基本可以判断该病人此刻是一派虚象，脾胃功能的确太差，所以根本无力运化水谷。前面的医生在治疗过程中如果是一味地想办法去止泻，可能就是舍本求末了。从根本上增强病人的脾胃运化功能，才是治本的方法。但是前面的治疗至少能启发我用药的思路，那就是病人既然没有严重的器质性病变，那我就可以放开手脚从强健脾胃入手了。

很多时候治病就是这样，就是要踩着前面医生的肩膀继续向前迈进，比如我会经常参考来找我就诊的病人的病历以及其以前的治疗经过，这样我便可以大概知道前面医生所走过的路，明白哪些道路没有走通，在治疗用药的时候就可以另辟蹊径，不重蹈覆辙。

基本思路定好之后，在具体处方用药的时候，鉴于目前病人脾胃功能太弱，我一开始用药不敢过重、过猛，只能一点一点来，其实这也是临床用药过程中经常出现的矛盾情况。我先开了 3 天的药，以观察病人对药物及药量的适应情况。处方：桂枝 20g，白芍 12g，丹参 20g，石菖蒲 20g，陈皮 15g，炒白术 30g，炒苍术 30g，防风 10g，地肤子 10g，仙鹤草 60g，枳壳 10g，焦山楂 20g，菟丝子 10g，甘草 10g。3 剂，水煎服，每日 1 剂。

2014 年 8 月 29 日，二诊。腹泻次数并没有太大的改变，只不过腹泻的时候腹痛的感觉稍好一点。舌淡，苔白，脉迟且弱。在我看来，只要能稍好一点就是进步，同时我也坚信我的思路是正确的，所以接下来就开了一周的药让病人服用。处方：守方加减，炒白术改为 40g，菟丝子加至 15g，焦山楂改为 30g，加巴戟天 15g。7 剂，水煎服，每日 1 剂。

2014 年 9 月 5 日，三诊。腹泻次数稍有减少，但是一旦饮食情况稍有不慎，还是需要马上去厕所。舌淡，苔白，脉弱。处方：炒薏苡仁 40g，芡实 30g，山萸肉 30g，陈皮 15g，白芍 10g，炒白术 40g，炒苍术 30g，防风 10g，地肤子 10g，仙鹤草 60g，蒲公英 20g，炒山药 100g，炙甘草 10g。3 剂，水煎服，每日 1 剂。

2014 年 9 月 9 日，四诊。病人感觉周身的气力较前有所增加，但每

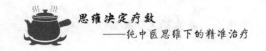
天大便的次数还是 10 次左右。舌淡，苔稍腻，脉弱。处方：三诊方中山萸肉改为 40g、炒山药改为 120g，加藿香 10g、佩兰 15g。3 剂，水煎服，每日 1 剂。

2014 年 9 月 12 日，五诊。病人整体情况已较前有了改观，腹泻次数有所减少。舌淡，苔稍腻，脉弱。处方：四诊方加党参 15g、芦根 10g、茯苓 15g。7 剂，水煎服，每日 1 剂。

2014 年 9 月 24 日，六诊。诸症进一步好转，大便情况已经较前明显好转，不仅腹泻次数减少，而且已经逐渐成形。舌淡，苔稍腻，脉稍弱。处方：守方加减，五诊方中仙鹤草改为 80g、炒山药改为 100g，加焦山楂 30g。7 剂，水煎服，每日 1 剂。

2014 年 9 月 29 日，七诊。大便情况已经基本恢复正常，每天 1~2 次，便质基本正常。舌淡，苔稍腻，脉稍弱。因舌脉情况还不能说明病人现在脾胃功能完全恢复，所以我嘱咐病人继续服药，以巩固治疗。上方继服 5 剂，水煎服，每日 1 剂。

另外，我告诉病人，这 5 天的药吃完之后刚好到国庆假期了，可以停药出去玩玩，活动活动筋骨。脾主肌肉，反过来对四肢肌肉的锻炼也会有利于脾胃功能的恢复。

2014 年 10 月 16 日，八诊。病人说整体情况不错，想让我再帮她诊断一下。我诊其双脉，发现已出现滑象，说明病人的胃气已经恢复。舌淡，苔白腻。处方：七诊方加竹茹 15g。7 剂，水煎服，每日 1 剂。

2014 年 10 月 23 日，病人又来了一次，说最近大便情况挺好，但还是想再服用一周的药，因为的确被腹泻弄怕了。我把原方稍事修改如下：八诊方加狗脊 10g。7 剂，水煎服，每日 1 剂。

诊疗思维 本案例之所以难治，在于病人本身的脾胃功能实在太差，所以调理起来相对耗时，需要一点一点地帮其恢复。好在病人没有胃肠道诸如溃疡、糜烂等器质性病变的问题，否则在治疗上就更加棘手了。

在治疗思路上，我主要是立足于恢复脾胃功能，在具体用药时，着重用到了痛泻要方，并贯穿始终。痛泻要方来自《医学正传》，由陈皮、白芍、白术、防风四味药组成，具有补脾柔肝、祛湿止泻的作用。陈皮辛苦而温，理气燥湿，醒脾和胃；白术补脾，白芍柔肝缓急，二者相配，土中泻木，共奏补脾柔肝之功；防风具有升散之性，辛能散肝郁，香能舒脾气；另外，为了加强风能胜湿的作用，我又在方中加入地肤子一味药，以增强疗效。

除了从肝脾入手之外，因脾胃属土，为了强健中土的功能，我在前期的治疗中还从强心阳的角度着手以火生土，所以在一诊、二诊的处方中用到了桂枝、白芍、丹参、石菖蒲等药物来强健心阳。

当发现病人脾胃功能逐渐恢复时，在接下来的用药中，比如在五诊中我又运用了四君子汤。四君子汤出自《太平惠民和剂局方》，由人参、白术、茯苓、甘草四味药组成，是益气健脾、行气化滞的千古名方。

最后不得不说的是在本案例治疗中立下汗马功劳的两味药：仙鹤草和山药。仙鹤草是我在临床当中非常钟情的一味佳品，既便宜又实用。这味药收涩当中又能补虚，且收涩当中又不会滞而成瘀，对于很多疾病，我每每会大剂量运用，皆收到良好的疗效。至于山药的运用，实在是得益于民国名医张锡纯的《医学衷中参西录》。医学界中有"前有张仲景，后有张锡纯"的说法，这也体现了张锡纯在医学界的地位。张锡纯认为山药"色白入肺，味甘归脾，液浓益肾，能滋润血脉，固涩气化，宁嗽定喘，强志育神"，还为此创造了一首药食同源的方子——薯蓣粥。薯蓣即山药，薯蓣粥可以治阴虚劳热、喘咳、大便滑泄、小便不利及其他赢弱虚损之证。张锡纯在《医学衷中参西录》中也记载了一则案例："又万泽东之夫人，大便泄泻数年不愈，亦服山药粥而愈。"

所以不得不说的是，张锡纯的书不可不读！其人，后学之楷模也；其书，习医之津梁也。张锡纯医德高尚，经验丰富，在中国医学发展史

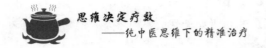

上居于重要地位。他是建立中医医院的第一人，是倡导中西医结合的先锋，为中医事业的发展立功至伟。他治学严谨，自创几十首方剂，大多都能经得住临证的考验。从事中医临床的人如果不读张氏之书，不用张氏之方，则是终身之遗憾！

肾着汤合交泰丸与栀子豉汤治疗肾小球肾炎

白某，女，52岁，居住在北京，于2013年1月25日来诊。该病人2013年1月24日于门头沟区某医院检查发现多项指标出现异常，其中尿微量白蛋白超出正常值，约是正常值的4倍，尿蛋白和尿中红细胞均呈强阳性，病人同时伴有高脂血症和糖尿病。综合各项指标，医院诊断为肾小球肾炎，建议其住院治疗。她不愿意住院接受西医治疗，于是经别人介绍找到我，希望通过中医汤药治疗。根据她的西医诊断结果，以及我所学到的西医知识，我大概能想象出病人住院的话会接受怎样的治疗，大体不外利尿和控制感染。但作为中医，我明白，西医的所有诊断只能作为一种参考，参考之后还得再跳回到中医的辨证思维当中来。

我看她现在双目乏神，面色发青，颜面和双下肢均有明显的、不同程度的水肿；她告诉我感觉周身不自在，一会儿冷一会儿热的，睡眠不好，情绪也不好，烦躁，总之是感觉生活质量不高；我察其舌脉情况，舌淡，苔黄腻，脉沉弱。

我想，病人所叙述的很多情况其实是更年期的特殊反应，与此次肾炎还不能混为一谈，当务之急是抓紧治疗肾炎，以免病情继续恶化。处方：桂枝20g，茯苓20g，干姜10g，附子15g（先煎），生白术10g，白芍15g，葛根40g，川牛膝30g，黄连5g，肉桂10g，菟丝子15g，巴戟肉15g，川断20g，山药30g，甘草10g。7剂，水煎服，每日1剂。

2013年2月1日，二诊。服用一周药后，水肿已经基本消失，同时上周忘记告诉我的腰膝酸软、寒凉、疼痛的感觉也大为缓解。这些改善让我很受鼓舞。我在一诊治疗时用的是一派温热的药物，如今取得了很好的疗效，决定效不更方。再观其舌脉，舌淡，苔薄，脉沉。处方：上方去巴戟肉，加黄芪30g、当归15g、制首乌20g，川断增至30g。7剂，水煎服，每日1剂。

2013年2月17日，三诊。病人因为就诊期间夹着春节，所以没有来及时找我看病，就照着原方在当地的医院又抓了7剂，但连续服用后现在自觉双目干涩，睡眠情况还是不好，略感烦躁。舌淡，苔白，脉沉。考虑病人现有热象，故调整处方如下：二诊方去干姜、附子、白芍、黄芪、当归，加淡豆豉20g、栀子15g、牡蛎30g（先煎），菟丝子增至20g，川断减至20g。7剂，水煎服，每日1剂。同时告诉病人不要自作主张乱吃药，中医看病就贵在根据具体情况进行适当调整。另外，我告诉她找时间复查一下生化指标和尿液情况。

2013年2月26日，四诊。病人昨天在原来接受检查的医院再次化验相同项目，今天拿着一摞化验单来找我，我看其肾脏以及尿液的各项指标均已正常。病人明显非常开心，问我下一步该怎么办，我告诉她，下一步我该针对她的更年期症状诸如自汗、多梦、烦躁等进行中药调理了。于是开出处方：淡豆豉20g，栀子15g，浮小麦30g，大枣10g，桂枝15g，白芍20g，龙骨30g（先煎），牡蛎30g（先煎），地骨皮20g，葛根40g，五味子10g，甘草10g。7剂，水煎服，每日1剂。

诊疗思维 西医治疗肾小球肾炎在某些方面有着中医所不及的优势，然而中医药对于本病治疗的优势也不容忽视。我在本案的治疗中，从一开始就是仅仅参考西医的诊断结果，而完全忠于中医的辨证思维，主要以温热药物为主进行治疗，而这在西医看来似乎是火上浇油，本来就是炎症，你再来温热，不就是添乱嘛？但此案的疗效却再次坚定了我的中医信念。

本案中的整体诊疗思维是，从舌脉情况来看，病人脉象沉弱，这是

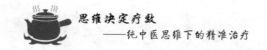
一派寒湿之象，同时舌淡，苔又稍黄腻，表明体内还存在热象。可能有人会问，有寒了怎么还会有热呢？其实寒郁化热在临床中是很常见的。也就是说寒邪日久完全可以郁而化热。所以整体的用药思路就是在温阳利水的基础上再稍加清热之品。

我在用药时将肾着汤、交泰丸、栀子豉汤糅合在一起进行加减。一诊、二诊中选用《金匮要略》中的肾着汤温阳利水作为对本治疗，选用《韩氏医通》中的交泰丸以交通心肾、平衡阴阳；三诊中因病人睡眠情况不好，略感烦躁，选用《伤寒论》中的栀子豉汤以清热除烦、解郁散结；同时考虑到病人已过七七四十九岁，肝肾功能将会逐渐相对不足，于是加入菟丝子、巴戟肉、川断、山药、川牛膝等滋补肝肾之品，但又生怕温热滋补太过，又加入制首乌以求达到阴中求阳的目的。

本案例启示，我辈中医临床医生实在是应该勤求古训、博采众方，在临证中借鉴西医的同时，又能够重新回到自己的中医阵营中来！

肾着汤治疗肾结石

某法师，男，28岁，居住在北京龙泉寺，于2014年7月10日来诊。这是一位相对年轻的法师，经龙泉寺一位居士的介绍来找我诊治。我在正安医馆见到他时，他身边还有一位小师傅陪同，这是寺中的规矩，法师是不可以一个人单独下山的。两人又是乘地铁又是乘公交车，花了大半天的时间才找到我。当看到医馆中还供奉着药师佛时，两人就赶紧先上香叩拜，随后这位法师拿着北京某医院的检查报告向我求治。

我看他拿的B超检查结果显示右肾多发结石，直径均约2mm，结石虽不算大，但法师说最近症状比较明显，小便疼痛，小便急，腰也疼痛，腰部的疼痛阵阵发作。

我看其身材中等，面色稍暗，光彩不够，察其舌脉情况是舌淡，苔稍腻，脉弱，心中大概有了些分寸。我曾多次给出家人诊病，在诊病的过程中，我原来固有的一些认识被打破。

我曾以为出家人清心寡欲、吃斋念佛，身体素质应该都是不错的，但逐渐地我才意识到，出家人基本都是久居山中修行，每日饱受山岚戾气，或者夜卧寺中禅院，久之则体内寒湿内生。我曾亲自体会过寺院夜晚的环境，往往都是寒湿之气过重，比山下要阴冷得多。很多人去山中旅游，往往都是一天之内上山下山，身体并不觉得有什么不舒服，而出家人却长期居住在这种寒湿环境之中，长此以往，体内难免会出现寒湿之象。结合病人的舌脉情况，处方如下：杜仲20g，川断20g，桑寄生20g，车前草12g，茯苓20g，生白术30g，干姜10g，金钱草20g，海金沙15g（包煎），王不留行10g，黄芪30g，当归15g，通草5g，玉米须15g，石韦12g，薏苡仁30g，甘草10g。7剂，水煎服，每日1剂。同时嘱其每天必须要多饮水。

2014年7月17日，二诊。法师说服用了7剂药之后，小便时已经不再觉得疼痛，腰部阵痛的频率也有所减少。舌淡，苔稍腻，脉弱。处方：上方去王不留行、薏苡仁，金钱草改为30g，黄芪改为40g，加菟丝子15g、白茅根30g、川牛膝20g、佩兰15g。因法师说从寺院来找我看诊着实不方便，问我是否可以开长些时间的药，于是我就开了14剂。水煎服，每日1剂。同时嘱其每天必须要多饮水。

2014年8月17日，三诊。法师说曾经的不适症状现在基本消除，而且感觉整个人的精神状态比原来好了，腰部也自觉温暖起来。舌淡，苔白，脉稍滑。处方：守方加减，二诊方去菟丝子。14剂，水煎服，每日1剂。同时嘱其每天必须要多饮水，并告诉他服完药后进行B超检查。

随后他便没有再来找我，后来介绍他找我求诊的那位居士告诉我，法师进行B超复查了，结果显示结石已经全部消失，并特意托居士向我表示感谢。

诊疗思维 对于肾结石，西医可以运用药物疗法或者碎石疗法等，中医则会更加注重个性化的辨证施治。比如本案中病人尿痛、尿急，这

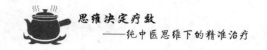
从西医的角度看，有一定程度的尿路感染，如果简单地采用利尿剂以及抗生素治疗，效果未必好。因为在中医看来抗生素大多属于寒凉之品，而本案病例恰恰又是寒湿体质，如若直接运用抗生素可能就会雪上加霜。

在本案中，我的主方用的是肾着汤，肾着汤又叫甘姜苓术汤，具有温经散寒、祛湿止痛之功效。在《金匮要略·五脏风寒积聚病脉证并治第十一》中说："肾着之病，其人身体重，腰中冷，如坐水中，形如水状，反不渴，小便自利，饮食如故，病属下焦，身劳汗出，衣里冷湿，久久得之，腰以下冷痛，腹重如带五千钱，甘姜苓术汤主之。"所以，本方在本案中颇为对证，同时我在本方的基础上加入杜仲、川断、桑寄生、菟丝子等以增强强壮肝肾的作用；黄芪、当归合当归补血汤之意，以求从根本上调补气血为用；金钱草、海金沙、车前草、玉米须、石韦、薏苡仁、王不留行、通草等则是治标之药，是针对结石本身而设。其实在治疗结石时，针对疾病之标，我经常会用到金钱草、海金沙、鸡内金，并把它们叫作"三金"，但因为本案中该病人为出家人，不食动物药，所以鸡内金就没有用。

另外，对于肾结石的治疗，嘱病人大量饮水很重要，因为饮水将有助于较小的一些结石随尿液的推送、冲洗而排出体外，同时尿液增多也有助于感染的控制。

最后，当肾结石导致局部绞痛急性发作时，我个人的经验，在局部拔上一个火罐往往可以迅速缓解疼痛，这是因为拔火罐通过对局部皮肤的牵拉改变了结石在肾中的位置，从而暂时减轻了疼痛的刺激感觉。

鼓舞下焦阳气、肺肾同治治疗咳嗽时尿失禁

施某，女，40岁，居住在北京，于2014年3月18日来诊。该病人说近2个月来小便不能很好地控制，只要一咳嗽，就会不自觉地排尿，而最近3天症状更加严重。病人曾经多次找过我看病，所以这次首先想到过来找我。其实我看诊过的类似情况有不少，但一般以老年病人为多

见。我曾经为该病人看诊过，所以大概知道她的体质属脾肾阳虚，但在分析病情的时候，我也需要整体综合考虑。中医看病很多时候就是这样，病人会一直追随某个医生，于是医生也就逐渐了解了该病人身体的整体情况，在随后的疾病诊断和治疗中，也就会变得更加得心应手，医患之间也就会变得更加和谐。我察其舌脉情况，发现其舌淡，舌根部苔厚腻，脉弱，于是就问她是不是近几天大便不好，是不是早起就得往厕所跑，是不是又贪吃凉东西了。果不其然，她说前几天有朋友来，一起喝了点冷饮，又吃了很多冰水果，随后就开始腹泻，再后来就开始出现尿失禁加重的症状了。治病必求其本，我决定先从脾肾入手，先给下焦一团阳气。处方：大枣 15g，干姜 10g，补骨脂 30g，草豆蔻 15g，五味子 15g，山萸肉 30g，佩兰 15g，葛根 40g，薏苡仁 30g，冬瓜子 30g，乌药 15g，香附 15g，甘草 10g。7 剂，水煎服，每日 1 剂。

2014 年 3 月 27 日，二诊。服用 7 剂后，病人感觉肚子开始变暖，腹泻症状消失，同时感觉遗尿情况也有所好转，但是咳嗽情况并没有很大变化。我告诉她，第一周的药是为了给身体打好基础，基础打好了就可以改变治疗的重心了。处方：乌药 15g，益智仁 15g，山药 20g，杜仲 20g，川断 20g，桑寄生 20g，覆盆子 15g，菟丝子 10g，细辛 5g，干姜 10g，五味子 10g，桔梗 10g，炒杏仁 10g，淡豆豉 20g，栀子 15g，甘草 10g。7 剂，水煎服，每日 1 剂。

7 剂药后得到病人反馈，所有不适症状消失。

诊疗思维 咳嗽和尿失禁，看似病位一上一下，但在中医看来，两者之间的关系非常密切。中医认为，肺为气之标，肾为气之根。肺气不足会引发咳嗽，肾气不足会引起固摄失司而出现遗尿。肺在五行属金，肾在五行属水，肺和肾又属于金生水的相生关系。所以，在实际临床中，肺系疾病和肾系疾病是相互影响、相互制约的。

在本案的首诊中，因病人本身的体质属肾阳虚，所以在用药的时候

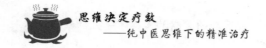

我首先就是鼓舞下焦阳气，直捣黄龙。具体用药时，我将明代王肯堂《证治准绳》一书中的四神丸加减（四神丸原方：肉豆蔻、补骨脂、五味子、吴茱萸、大枣）作为基础以温肾散寒、涩肠止泻，同时加入葛根、薏苡仁、冬瓜子等药物来升清降浊。

当把下焦基础打好，腹泻情况消除后，在二诊的具体用药时则肺肾同治。彼时用到了明代《校注妇人良方》一书中的缩泉丸（乌药、益智仁、山药）以固精缩尿；细辛、干姜、五味子温肺化饮，收敛止咳；桔梗、炒杏仁一上一下以帮助肺气宣发肃降；最后用到张仲景《伤寒论》中的栀子豉汤（淡豆豉、栀子）以稍清泻除烦。

随后在6月份的时候，我又接诊一位病人，症状与本案病人非常相似，也是只要一咳嗽就会遗尿，年龄和本案病人也相仿，我按照相似的思路将其治愈。案例在此一并记下。

陈某，女，41岁，居住在北京，于2014年6月13日来诊。咳嗽即遗尿一周，舌苔白腻，脉稍弱。处方：乌药15g，益智仁15g，五味子15g，桑螵蛸10g，车前草10g，杜仲20g，川断20g，桑寄生20g，菟丝子15g，狗脊10g，葛根40g，薏苡仁30g，甘草10g。7剂，水煎服，每日1剂。

一周后得到病人反馈，一切恢复正常。

标本兼治、寒热并用、补虚泻实治疗尿痛

高某，女，55岁，居住在北京，于2013年6月4日来诊。该病人的主诉是小便时疼痛将近一个月之久，曾经在北京某医院就医，服用中成药八正片以及消炎药等，效果并不明显，希望我能用中药汤剂治疗。通过问诊，得知该病人早已绝经，现在又有夜尿稍多的症状，近一个月小便时每每疼痛，但并没有灼热感，长期双目视物模糊。我察其舌脉情况是：舌红，少苔，脉弱。我大概判断该病人的尿痛并非单一的湿热下注

或者西医的尿路感染。大凡这个岁数的病人，往往已经开始呈现肝肾不足，一般是有虚证在先，继而出现实证，这位病人的舌脉情况也刚好与我的判断吻合。思考之后，开出处方：葛根 40g，牡蛎 30g（先煎），冬瓜子 20g，泽泻 12g，茯苓 15g，车前草 15g，白茅根 10g，芦根 10g，竹茹 10g，败酱草 40g，红藤 20g，桂枝 20g，乌药 12g，生麦芽 10g，甘草 10g。5 剂，水煎服，每日 1 剂。

2013 年 6 月 9 日，二诊。服用 5 剂后，尿痛较前明显好转，小便稍黄，大便干。舌尖红，苔腻，脉弱。上方去竹茹、乌药、生麦芽，加贯众 15g、火麻仁 15g、艾叶 12g、炒莱菔子 10g、川牛膝 20g。5 剂，水煎服，每日 1 剂。

一个月后得到病人反馈，服用 10 剂药后小便恢复正常。

诊疗思维　对于本病的治疗，无论中医还是西医都很容易陷入思维定式中，很多中医一听到病人的叙述是尿痛，立马就认为是下焦湿热所致，用药思路就是一派苦寒泻热之品；很多西医则一看到该病，往往是先让病人做尿液检查，然后再根据检查结果决定是否用消炎药。

本案例病人 55 岁，肝肾已相对不足，脉象偏弱也说明其下元偏虚，舌红、苔腻提示其内的确有湿热，所以这应该是一个本虚标实的证，岂敢单纯用一派寒凉药物治疗？

我在治疗时，用到葛根、牡蛎、茯苓、泽泻、冬瓜子等以求升清降浊，清阳升则浊阴降，清阳出上窍，浊阴走下窍。病人双目视物模糊其实就是典型的清阳不升，用上这几味药就相当于在人体内造了一个上下流通的气场。同时我用到桂枝、乌药、红藤等药，主要为了温通下焦并活血化瘀，这个时候桂枝的药量可以稍大。最后再用到专入膀胱清利湿热的车前草、白茅根、芦根、败酱草等药以治标为要。

本案在治疗上做到了标本兼治、寒热并用、补虚泻实，所以仅用 10 剂药即收工。

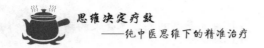

温阳法治疗痔疮

这是一个很典型的病例，也是我大胆采用温阳法治疗看似热证的一次实践。2012年2月16日，就诊病人中有这样一位：胡某，女，58岁，北京人。她带着痛苦面容，开门见山第一句话就是："祁医生，我来请您帮我治疗痔疮，（我）已经流血4天了！"我翻开她的病历本，看到了她在另外一家医院的诊断记录：经肛管直肠指检和肛门镜检示，肛门同一方位齿线上下，静脉曲张形成团块，内外相连、无明显分界，诊断为混合痔。我再看她的具体用药，大抵都是抗生素类西药、清热解毒类中药和止血药。但她服用几天后不但血没有止住，近4天出血反而越来越多，血色仍以鲜红为主，再次去原来的医院，医生建议手术治疗。

我开始给她把脉，她的脉象并非洪数，反倒是濡弱，当然这种脉象也可能是由近些天来连续出血所致；再看她的舌象，舌体胖大有齿痕，舌淡，苔白稍腻。结合舌脉，我心中大致判断病人所患并非实热证，那么她所吃的那些药大都不对证。再通过询问得知，病人脾胃素虚，不敢轻易吃寒凉和辛辣的东西，否则就容易腹泻，平时感觉肚子稍受凉就不舒服。关于此次痔疮她说了一句这样的话："人家都说吃辣会发痔疮，我这也没怎么吃辣呀，平时也一直都很注意，因为我知道我的肠胃不好，不能吃辣的！"另外，该病人平时有咽炎，经常感觉嗓子发干，还有高血压和糖尿病病史，其他就没有什么了。

我开始思考，肺与大肠相表里，肺中热毒可下降至大肠而致肠道热毒，但肠道热毒就一定会导致痔疮包块吗？根据她的整体情况，我考虑她的肠道有寒，导致热毒在排泄的过程中形成寒包火的病机，郁火发不出来就形成了包块，而对于该病人来说，她的寒象又大于热象。于是我拟了一个反常规治疗思路的方子：炙枇杷叶20g，桑白皮12g，荆芥炭12g，黄芩炭15g，地榆炭15g，槐角15g，丹参10g，炒苍术、白术各

20g，灶心土 12g，炙甘草 10g。3 剂，水煎服，每日 1 剂。整个方子以温阳尤其是温胃肠为主，配上炒炭的几味药来散寒止血，稍加清肺降肺的药物，以及丹参活血散瘀。

2012 年 2 月 20 日，二诊。病人高兴地告诉我，吃完第 2 剂药后出血就大大减少，吃完 3 剂药后就基本不怎么流血了。听到她的话，我也很振奋，因为疗效证明了我的思路是正确的。作为医生，我觉得最高兴的事情就是听到病人说我的药治好了他的病。我在原方的基础上又加入枳实 12g，嘱病人再服 3 剂，并加服 1 盒中成药地榆槐角丸以巩固疗效。

诊疗思维 痔疮是指人体直肠末端黏膜下和肛管皮肤下静脉丛发生扩张和屈曲所形成的柔软静脉团，医学所指痔疮包括内痔、外痔、混合痔。大便出血、大便疼痛、直肠坠疼、肿物脱出、分泌物流出以及肛门瘙痒等都是痔疮的典型症状。

临床上对于痔疮非手术治疗的思路大多是清热解毒、化瘀止血等，很少有人考虑到温胃肠。其实，如果肠道有寒，寒邪不祛，痔疮就容易反复发作，也的确有很多病人单纯服用槐角丸或地榆槐角丸数年，在吃过辛辣之后仍然发病，甚至有些病人通过手术将痔核去掉后痔疮仍然复发。

这个病例，让我改变了常规的治疗思路，从寒论治痔疮，最终取得了良好的效果。但这个思路也并非我突发奇想，而是我读张锡纯《医学衷中参西录》所得，他在书中有关于痢疾治疗的总结，并对肠道有寒的病机进行了独到的论述，他的两句话给了我很大的启发："痢证，原有寒有热。热证不愈，其肠可至腐烂；寒证久不愈，其肠亦可腐烂。譬如疮疡，红肿者阳而热，白硬者阴而寒，其究竟皆可变为脓血。""《伤寒论》有桃花汤，治少阴病下利，便脓血者，原赤石脂与干姜并用，此为热药治寒痢之权舆。"

可见，作为医生，不断学习前人尤其是名家的经验，并加以仔细揣摩，举一反三，临证时在准确判断的基础上大胆用药是多么的重要！

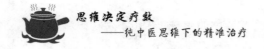
乙字汤治疗痔疮便血

王某，女，25岁，居住在北京，于2014年1月15日来诊。该病人患痔疮已经有一年多了。在平时的生活中，如果偶尔没有管住自己的嘴，吃了诸如火锅、麻辣香锅之类的东西，痔疮就会犯，同时便血很厉害。这次就诊前已便血好几天了，血色鲜红，同时伴有脓性物。病人体格中等，面色稍显苍白，舌淡，苔腻稍黄，但脉象稍弱。思考过后，我的治疗思路确定为针对她体内虚实夹杂的情况，既要泻实又要适当补虚。处方：升麻6g，柴胡15g，当归15g，黄芩10g，枳壳12g，桔梗10g，木香12g，佩兰15g，炒白术20g，牡丹皮15g，藕节20g，茜草15g，侧柏叶20g，大黄炭8g，红藤10g，败酱草30g，甘草10g。7剂，水煎服，每日1剂。

病人吃到第4剂时就不再便血了，7剂药吃完后一切恢复正常。

随后我又用了将近半个月的时间帮病人着重调理脾胃，至今痔疮未再发作。

诊疗思维 我在本案的治疗中，着重采用了一首叫作乙字汤的方子，但我至今都不知道这个方子为什么要命名为乙字汤。这是我从曾经阅读过的一本由一位民间中医所写的医书中学来的，我只知道这首方子来自日本，是日本的一个名医秘方。乙字汤由升麻、柴胡、当归、黄芩、大黄、甘草这六味药组成，对于一般热毒下注型的痔疮疗效很好。

痔疮的病机一般分为两个方面：一个是热毒下注，一个是气机下陷。所以在治疗时既要降浊又要适当提升气机。本方中黄芩和大黄能够降泻整条消化道之火，况且大黄还具有活血化瘀、推陈出新的功效，在本案中为了增加疗效，我还特意把大黄换成大黄炭以增强止血功能。

本方中升麻和柴胡应该算是点睛之笔了，体现了升降相因的道理，欲降先升、欲升则降，用在整个方子中大有提壶揭盖的意思。

我在原方的基础上又增加了调畅中焦气机的枳壳、桔梗、木香、佩兰，同时用到牡丹皮、藕节、茜草、侧柏叶、红藤等药以求止血；因为病人有脓血样便，所以我特意加入30g的败酱草；最后再用到健脾利湿而又有止血功效的炒白术断后。

整张方子以攻为主，稍加补虚，为的是先治疗便血的症状，为以后着重补虚做好铺垫。由此看来，医生治病要分清主次，有先有后，做到心中有数，如此方可把握遣方用药之理。

葛根汤加减治疗颈椎病型眩晕

王某，女，46岁，居住在北京，于2013年1月18日来诊。她当时是带着在某医院拍好的颈椎片子找到我的，并告诉我医生已明确诊断为颈椎病。她的主诉就是眩晕，有时候晕得要吐，很是痛苦，偶尔也伴有上肢的麻木感。诊其舌脉情况为：舌红，苔腻稍黄，脉弦。对于这种情况的颈椎病，我按照习惯会首选针灸的治疗方案，但是该病人却因为路途遥远而无法配合一个疗程的连续治疗，最后我也只能根据她的整体情况用中药汤剂进行治疗。处方：柴胡12g，黄芩12g，桂枝15g，白芍20g，麻黄8g，葛根50g，姜黄30g，桑枝15g，僵蚕12g，川牛膝20g，钩藤10g（后下），竹茹12g，甘草10g。7剂，水煎服，每日1剂。

2013年1月25日，二诊。病人很高兴地说服用一周药之后，手麻的情况比以前有了很大的好转，这也给了我很大的鼓舞。诊其舌脉情况，发现黄腻苔已去大半，同时弦脉也较前好转，于是调方如下：上方去竹茹，加木香12g。7剂，水煎服，每日1剂。

在随后一年多的时间里一直没有该病人的消息，直到后来她又找我看病时对我说，当时服用了半个月的药后颈椎的不适情况已经基本消除，后又遵照我当初对她的医嘱，平时有意识地去锻炼、关照自己的颈椎关节，这一年多来情况一直都很好。

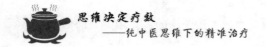
诊疗思维　对于颈椎病，中医的针灸疗法的确是一个疗效显著而又几乎没有副作用的绿色疗法；但在本案中，因为该病人接受针灸治疗的条件是有限的，所以我只能单纯采用中药汤剂治疗。

在具体的用药过程中，首诊和复诊我都是以葛根汤为基础方辨证加减的。《伤寒论》曰："太阳病，项背强几几，无汗，恶风，葛根汤主之。"项背强几几是运用本方的特征性提示，且目前将葛根汤用于颈椎病的治疗已经被很多医家肯定，就看在具体的治疗中医生如何去灵活运用了。我的用药习惯是加大葛根的用量，否则疗效不明显，在本案当中我用到了 50g，在某些病案中我甚至会用到 80g。

葛根的藤蔓长得非常长，能通达人体十二经脉，色白能入气分，有很强的升阳气的功效，是我治疗以颈项部经脉拘急为主要表现的疾病的必用之药。

本案治疗即以葛根汤为基础，加桑枝、僵蚕以祛风通络，姜黄行肢臂，且合牛膝以活血利臂止痛，柴胡、黄芩、钩藤清肝热，竹茹清热化痰。二诊时病人舌苔黄腻已减，故去竹茹，加木香以行气止痛。

怪病多有痰作祟：怪异性背痛的治疗

罗某，女，48 岁，居住在北京，于 2014 年 3 月 4 日来诊。病人在向我叙述病情的时候显得很神秘，也有些疑神疑鬼，她说自己得了一种怪病：近一年来她的后背上总是有大约巴掌大小的一块儿地方疼痛，有时轻有时重，重的时候甚至痛不可忍。更为可疑的是，这巴掌大小的疼痛部位还会移动，忽上忽下，忽左忽右，仿佛有个不知名的小动物趴在后背上。在这将近一年的时间内，她针对这个奇怪的病证接受过不同的治疗，曾进行很长一段时间的针灸，也曾找人专门给按摩过，还曾贴过不同种类的膏药，也服用过一些活血止痛的药物，但结果都没有令人很满意。随后她认为这可能是什么神鬼附身，于是去找过某位"大师"，结果

"大师"给安排的处理方案也没有让她很满意。最后，她经别人介绍找到我。

面对她的这种怪病，我在短时间内思考了很多，但作为一名医生，我必须要坚定地站在医学的角度来进行具体的分析。我察其舌脉情况是：舌淡，苔腻稍厚，脉象偏滑。斟酌之后开出处方：茯苓 20g，桂枝 15g，白术 20g，陈皮 15g，姜半夏 10g，葛根 40g，白芍 15g，姜黄 30g，狗脊 12g，炒僵蚕 10g，蝉蜕 10g，佩兰 15g，甘草 10g。7 剂，水煎服，每日 1 剂。

2014 年 3 月 11 日，二诊。病人告诉我，服用完这一周的药之后，后背出现了前所未有的舒服，好像后背上的东西一下子就给散开了，这次来希望我再次帮其治疗以巩固疗效。我看其舌脉情况也都基本恢复正常了，于是又拟了一个方子，主要是对症治疗。处方：葛根 40g，薏苡仁 30g，冬瓜子 30g，伸筋草 15g，狗脊 10g，姜黄 30g，桑枝 12g，白芍 15g，丹参 20g，佩兰 15g，炒僵蚕 10g，蝉蜕 10g，酒大黄 4g，甘草 10g。7 剂，水煎服，每日 1 剂。

一个月后得到病人的反馈，情况一切良好。

诊疗思维 在临床当中，我们可能会遇到很多不同的怪病，但无论面对什么怪病，作为一位临床医生，都需要把自己的心沉下去，稳扎稳打地去仔细琢磨其中的病理所在，而不能被一种病名或者是某一种疾病所表现出来的现象所蒙蔽。

在本案治疗中，我当时的第一反应就是，既然病人在这么长的时间里经历了各种看似对症治疗后都没有得到良好的效果，并且她自己都认为这是一种怪病，那干脆就从"怪病"来论治吧。

中医的经典古训已经非常明确地告诉我们"怪病多由痰作祟"，况且该病人的舌脉情况也和痰证很是吻合，于是我的治疗基调就定在了从痰论治。紧接着在具体用药的时候，我首先将《金匮要略》中的苓桂术甘

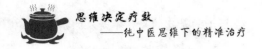

汤和宋代《太平惠民和剂局方》中的二陈汤作为先锋，这两个方子组合在一起可以起到健脾利湿、温阳化痰的良好作用。

病人的疼痛部位主要在后背，治疗时就需要用到一些诸如葛根、姜黄、狗脊等这类专门可以引药入背的引经药，我把葛根的量用到40g，也是为了让葛根能够更好地升清降浊，让痰饮有一个通顺的上下通道。

另外，病人的疼痛特点是不断移动，忽上忽下，忽左忽右，那么面对这样的疾病特点，就应该想到用上祛风之药，因为风性善行而数变，病人的这个病变正好符合了风的特性，所以，本案中不管是首诊还是二诊中都同时用到了炒僵蚕和蝉蜕。炒僵蚕和蝉蜕是我在临床当中经常用到的一组虫类药对，具有祛风化痰止痒的极佳效果。我在治疗内、外、妇、儿各科的很多疾病中都非常青睐这组虫药。

在二诊中，我看病人不适情况已经基本消除，所以在用药的时候主要偏向于对症巩固治疗。

本案再次表明，一个中医临床医生在诊断疾病的过程中，一定要坚守中医的基本理论，同时要练就善于透过现象去深挖疾病本质的功夫！

五味消毒饮治疗腹股沟肿胀疼痛

胡某，女，34岁，居住在北京，于2014年2月13日来诊。病人主诉非常明确，即右侧腹股沟处肿胀疼痛2周，影响走路，但她说不清楚究竟是什么原因导致的。她在这2周当中曾去北京某医院，被诊断为某种炎症，接受了5天的抗感染治疗，但究竟用的是什么抗生素，她也说不清楚，但能够确定的是，效果并不明显。我看其患处局部皮肤发红，并高出正常皮肤，触诊也发现局部皮肤发热发烫。我又察其舌脉情况：舌淡，苔腻，脉滑。综合所有信息，我觉得病人的表现符合中医对于实热证尤其是皮肤外科对于实热证的判断：红肿热痛。这种情况大概相当于西医的炎症反应，按理说，病人使用抗生素应该是有效的，但事实并非如此。

面对这样一种我认同的西医诊疗方法并没有发挥很好疗效的情况，对于要使用中医方法的我来说，是应该改变一下思路还是在原有的基础上继续往前迈进呢？最终，我还是选择了后者。处方：忍冬藤 30g，菊花 15g，蒲公英 30g，皂角刺 15g，紫花地丁 10g，茜草 15g，连翘 12g，川牛膝 20g，蜂房 10g，白术 20g，陈皮 15g，甘草 10g。5 剂，水煎服，每日 1 剂。

　　5 天之后病人反馈，服药期间病情几乎是一天一个样，待 5 天结束后，肿胀完全消退，一切不适症状消失。

　　诊疗思维　我一直认为，一个医生应该做到兼容并包，不可一味地只相信中医或者只相信西医，任何一种医学都有它灿烂辉煌的地方，也有它力不能及的地方。

　　在本案中，对于该病人"红肿热痛"的发病特点，西医对该病的诊断我是认同的，治疗方法我也是认同的，但是为什么效果不明显？我的思考是这样的：西医的抗生素大概相当于寒凉中药，如果病人体内单纯是一派热象，那从理论上说用抗生素是完全对证的。但我在诊断的时候，发现该病人舌头的颜色偏淡，而且舌苔是腻的，所以我考虑该病人有一定的脾虚生湿之象，于是我最终为其定下的治疗思路是以清为主，兼顾平补。在具体用药上，我将五味消毒饮作为先锋部队。五味消毒饮是中医经典著作《医宗金鉴》中的一首名方，原方由金银花、野菊花、蒲公英、紫花地丁、天葵子五味药物组成，具有很强的清热解毒、消散疔疮的作用，对于各种疔疮都有很好的疗效。

　　我在本案中对原方进行了一定的变化，首先，我把金银花换成了忍冬藤。忍冬藤又叫金银藤，和金银花同属一物，只不过一个是藤一个是花。在本案中我刻意将其更换成藤，一是因为藤类药物更具有一定的通畅血脉的作用，二是因为忍冬藤的价格远远低于金银花的价格。其次，因考虑到野菊花性味寒凉，且口感非常苦，所以我用了普通的菊花作为替换。最

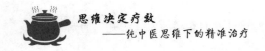
后，我用皂角刺替换了原方中的天葵子，以求更好地增强药方对于病灶攻和破的作用。这样一来，调整后的方子就更适合本案中的病人了。

由此看来，对于经典的学习，一是要继承，二是要在继承的基础上认真体会、灵活变化。

本案处方，我除了用到加减变化来的五味消毒饮，为了增强疗效，又特意加入了茜草和连翘，同时用 20g 的川牛膝以求引药下行、直达病所，白术、陈皮健脾化湿。

最后要说的是，蜂房这味药真是一味不可多得的好药，名医朱良春老先生对这味药曾大加赞赏。蜂房味甘性平，归胃经，具有很好的祛风、攻毒、杀虫、止痛、抗过敏作用，我在诸如疮疡肿毒、乳痈、瘰疬、风湿痹痛、牙痛、咳嗽等诸多疾病的治疗中都会运用到这味药。

本处方清中带补，在本案例中，其作用是西医的抗生素所无法比肩的。

有是证用是方、对症用药治疗下肢无名肿痛

赵某，女，55 岁，居住在北京，于 2012 年 11 月 13 日来诊。病人是拖着一条腿走进我诊室的，因为她的左脚已经不能穿进鞋子了。我扶其坐下之后，发现其左脚脚面又红又肿，较正常的右脚脚面高出约 2cm，用手触及时感觉局部温度升高。病人刚从北京某医院过来，那儿的医生让她查了与痛风相关的一系列指标，但 3 天之后才能出结果。她有点等不及，现在找到我希望我从中医的角度给治疗一下。病人既没有受到外伤，也没有被蚊虫等叮咬，现在摆在我面前的只有这个现象，外加舌淡，苔白，脉滑。这让我想起曾经治疗过的一个小儿嘴唇无名肿胀的案例。通过那个病案，我得出的最大的结论就是：有是证用是方，外加对症用药。于是思索片刻，开出方子：忍冬藤 20g，菊花 10g，蒲公英 20g，皂角刺 15g，紫花地丁 10g，川牛膝 30g，蜂房 10g，白术 20g，炒苍术 30g，黄

柏 20g，威灵仙 15g，薏苡仁 20g，甘草 15g。3 剂，水煎服，每日 1 剂。

2012 年 11 月 16 日，二诊。病人很高兴，因为服用 3 剂药后，左脚脚面现已不红，走路也较前轻快很多，但仍然稍肿，舌淡，苔白稍腻，脉滑。处方：上方减威灵仙、白术，加浙贝母 10g、连翘 10g、木瓜 10g。3 剂，水煎服，每日 1 剂。

2012 年 11 月 19 日，三诊。病人很轻快地走进诊室，对我说现在左脚已经恢复正常，同时在北京某医院的检查结果也已经出来。检查报告显示所有指标均正常。病人还是有些不放心，希望我能帮她巩固治疗，于是我就按照二诊的原方又开了 3 剂。

无独有偶，这件事刚刚过去，紧接着 2012 年 11 月 20 日的上午，一位王姓病人也出现类似情况，特请我治疗。病人男性，61 岁，陕北人，现居住于北京，他的情况是右腿胫骨面无名肿痛 6 天，皮下水肿，舌红，苔黄腻，脉滑数。我依葫芦画瓢将刚刚治疗过的那个病人用的方子稍事调整。处方：忍冬藤 30g，菊花 15g，蒲公英 30g，皂角刺 20g，紫花地丁 15g，黄柏 20g，炒苍术 30g，川牛膝 30g，薏苡仁 30g，当归 12g，蜂房 12g，紫草 12g，甘草 10g。3 剂，水煎服，每日 1 剂。

最终结果是 3 剂而愈。

诊疗思维 有是证用是方，外加对症用药，目前已经成为我在临床当中治疗原因不明疾病的主要思路。在本案例中，两位病人的疾病均属原因不明，西医似乎无从下手。试想，如果医院发现所有指标均正常，又该如何用药？

所以，中医看病必须要有符合自身特点的辨证思维和用药方法，不能被西医的各种化验检查所左右。

在以上 2 个病案中，我的用药思路来自《医宗金鉴》中的五味消毒饮和《成方便读》中的四妙丸，我将两个方子合用然后进行辨证加减。因现在市场中金银花的价格较高，于是我将五味消毒饮中的金银花换为忍

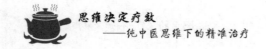

冬藤，但加大用量，这也是我目前运用五味消毒饮过程中的一个大胆的、成功的尝试。忍冬藤价格低廉而且疗效非凡。

脏腑辨证合经络辨证治疗脚趾无名肿痛

2014年5月27日，我正在出诊，突然一位阿姨心急火燎地找到我，原来是为她的女儿前来问诊。她说女儿25岁，大概在两周前骑自行车时不慎摔了一下，因为当时没有任何的外伤，所以就毫不在意地去上班了。但后来右脚第2趾突然地肿胀疼痛，而且越来越严重，直到不能正常行走。病人辗转去了好几家医院，又是抽血化验又是拍各种片子，结果显示骨头无任何异常。虽然内服和外用了多种药物，但丝毫没有见好的趋势。因为没有见到病人，所以我基本上无法做出判断，也无法给这位阿姨满意的解答，只是说如果方便的话，让她女儿抽时间来找我看诊。

中医治病往往是典型的个体化的诊疗，也就是说，中医治病需要见到病人，要根据望闻问切等诊断手段来进行治疗。所以很多时候，当有些外地病人远程向我求医问药，如问我高血压怎么用中药治疗，腹泻怎么用中药治疗，头疼应该吃什么中药时，我总是挺无奈的。因为中医往往不会盯着一个所谓的病名去治疗，而是要根据每个病人具体的气血阴阳的现状来分析治疗。

第二天我见到了这位病人，她身体偏瘦、稍弱，走路一瘸一拐，是特意请假过来找我看病的。因她基本的发病情况我已提前知晓，所以我们就相对而坐直奔主题。她的右脚第2趾红肿，其他脚趾无不良反应，舌红，苔黄腻，脉滑实。静静地思索之后，我想我只能根据四诊获得的信息来遣方用药了：因为脚的第2趾属于足阳明胃经，而她的舌脉情况又提示体内湿热偏重，于是我判断她是体内湿热在先，而后引起了胃经经气不畅，后又经一次小小的摔伤而使胃经经气不畅突出表现出来，具体则表现为胃经循行处的脚趾肿痛。处方：忍冬藤15g，菊花12g，蒲公英

40g，皂角刺 15g，紫花地丁 10g，乳香 8g，没药 8g，川牛膝 20g，土茯苓 20g，蜂房 10g，白术 20g，甘草 10g。4 剂，水煎，每日 2 剂。每剂煎两次，第一次共煎出 200~250ml，内服；第二次不限水量，煎好后倒入盆中泡脚外用，泡脚约 30 分钟。每天喝 2 次，泡脚 2 次，4 剂药共两天用完。

2014 年 5 月 29 日，二诊。让她自己也没有想到的是，内服、外用中药两天后，她竟然能够比较好地走路了。我再次察其舌脉情况发现，原来比较腻的舌苔已经褪去了很多。于是效不更方，在上一张方子的基础上稍加调整。处方：上方加白花蛇舌草 12g，以清热利湿解毒。4 剂，水煎，每日 2 剂。用法同上。

又过了几天，病人全家前来向我表示感谢，说真没有想到完全靠中药仅用了 4 天的时间疾病就痊愈了。为了表示感谢，他们还特意给我送来一面锦旗。

诊疗思维 这是一例看似比较古怪的病证，但如果能够按照中医的理论辨证准确，其实也是可以理出头绪来的。

诚如我所叙述，第 2 脚趾属于人体足阳明胃经的循行路线，面对原因不明的脚趾肿痛这样的病证，我们就该另辟蹊径从另外一个角度来分析。胃主受纳，与脾相表里，胃脾相互协调一升一降，调节并维持着人体的气血平衡，而经脉又是气血运行的通道，当经脉不通时就会出现肿痛的表现。

根据病人的舌脉情况我判断她所患为湿热之证，所以治疗用药的思路也就定位在清利湿热、通经活络、活血止痛上。在具体用药时，我将五味消毒饮作为基础方。

乳香和没药是名医张锡纯极其推崇的一组药对，张锡纯在《医学衷中参西录》中说："二药并用，为宣通脏腑、流通经络之要药，故凡心胃胁腹肢体关节诸疼痛皆能治之。又善治女子行经腹疼，产后瘀血作痛，月事不以时下。其通气活血之力，又善治风寒湿痹，周身麻木，四肢不

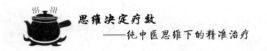

遂及一切疮疡肿疼，或其疮硬不疼。外用为粉，以敷疮疡，能解毒消肿、生肌止疼，虽为开通之品，不至耗伤气血，诚良药也。""乳香、没药不但流通经络之气血，诸凡脏腑中，有气血凝滞，二药皆能流通之。医者但知其善入经络，用之以消疮疡，或外敷疮疡，而不知用之以调脏腑之气血，斯岂知乳香、没药者哉。"

在本案中，除了运用五味消毒饮和乳香、没药之外，我还加入土茯苓、白花蛇舌草以清热利湿解毒。在以清热解毒为主的前提下，我又用20g的白术以求健脾的同时又可利湿。蜂房是一味不可多得的好药，前面案例中已做介绍。川牛膝引药下行，直达病所。甘草调和诸药。

整个病案完全基于中医辨证思维，按照脏腑辨证和经络辨证的方式进行治疗，在用药选择中也做到了有攻有守、清中带补，最终取得了满意的疗效。

治疗跟骨骨刺的民间验方——化骨健步酒

化骨健步酒这张方子是我学来的，并非我独创。我用这张方子治疗多例跟骨骨刺的病人，均取得不同程度的疗效。

这张方子见于《新中医》1991年第2期，作者为董平。我们要感谢作者的无私奉献。此方配伍如下：川牛膝、炒杜仲、当归尾、红花、醋延胡索、威灵仙、玄参各30g，炮山甲（代）15g。用法：打碎为粉，纱布包好，用烧酒1.5kg，浸泡1周（冬季浸泡2周），过滤后装瓶饮用，每次1小盅，日服2次。有跟骨骨刺的病人可以按方试用。

本方具有消瘀通络、滋肾降火、软坚化骨、使人健步的功效，所以，作者起名为化骨健步酒。

我在学习本方后，在具体运用中，往往将穿山甲去掉，换成皂角刺20g。根据病人的具体情况，也可以再加木瓜、鸡血藤等。对于腰椎肥大的病人，我们可以活用此方，把川牛膝改为怀牛膝，当归尾改为全当归，再加白术 30g、白芍 60g。如果是颈椎病，去掉川牛膝、炒杜仲，加上葛根 40g，羌活 10g。

有是证用是方：半夏泻心汤治疗心脏神经症

钟某，女，56岁，居住在广州，于 2014 年 1 月 16 日来诊。这是一位退休的医务工作者，曾在广州某医院担任护士，一干就是几十年，现在专程从广州到北京找我就医。她在广州被诊断为心脏神经症，具体的症状是整日心烦意乱，感觉胸口像堵了一个很大的东西，白天什么也不想干，总是有一种坐立不安的感觉，更可怕的是晚上睡不着觉，整个人被折磨得痛苦不堪。坐在我面前时，我看见她的眼圈明显是黑黑的，她也不是很配合我的问诊，似乎有很多话要说，还没等我发问，就喋喋不休了。她说在广州她已经做了很多相关的医学检查，没发现什么大问题，治疗很长一段时间后，当地的医生强烈建议她去看心理医生。我并不是心理医生，只是一个很普通的中医，但面对这么一位远道而来的病人，我很愿意跟她去聊一聊。我判断她的失眠并非短期内形成的，而是她曾经的职业导致的。作为一名护士，上夜班已经成为她曾经工作当中的主旋律，而这种习惯又持续了这么多年，现在退休了，生活习惯开始正常了，她反而不习惯了。

于是我站在一个同行兼晚辈的角度上跟她聊了很多，她紧张又略带神经质的状态终于缓解下来。病人自觉心下痞满，烦躁不安，夜不能寐，舌淡，苔稍腻，脉弱。考虑寒热错杂，气机不畅，郁热内阻，方用半夏泻心汤合四逆散加减。处方：姜半夏 10g，党参 12g，黄连 10g，黄芩 15g，干姜 6g，葛根 40g，薏苡仁 30g，冬瓜子 30g，佩兰 15g，枳壳 15g，桔梗 10g，柴胡 15g，白芍 15g，甘草 10g。5 剂，水煎服，每日 1 剂。

2014 年 1 月 22 日，二诊。她说服用 5 剂药后周身很不舒服的症状以

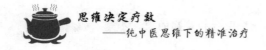

及胸口发堵的感觉并没有得到太大程度的缓解，只有腹部痞满的感觉略有缓解。舌尖红，苔腻，脉稍弱。处方：上方去佩兰，加木香15g、紫苏梗12g以调畅气机，加栀子15g以清热除烦。7剂，水煎服，每日1剂。

2014年1月29日，三诊。这次复诊她的情绪较前已经好转了很多，她说感觉现在浑身很轻松，痞满的感觉进一步缓解了，胸口也没那么堵了，心里也没那么烦了。舌质稍暗，苔腻，脉稍弱。考虑郁热稍减，又有瘀象。处方：二诊方黄连改为6g，黄芩改为12g，加石菖蒲20g以宁神，加丹参20g以活血化瘀。7剂，水煎服，每日1剂。

2014年2月18日，四诊。所有症状基本消失，唯独睡眠质量还不是太好。病人希望带药返回广州，于是我就根据实际情况又开了7剂中药以及一些调节睡眠的中成药让其带走。处方：守方加减，三诊方加夜交藤30g以养心安神，牡蛎30g（先煎）以益阴潜阳。7剂，水煎服，每日1剂。

后来得到病人反馈，情况一切良好，唯独睡眠质量稍差，但自己已经很满足了，特向我表示感谢。

诊疗思维 中医治病，可以参考西医相关诊断，但又贵在坚持中医诊病思路。本案中基于四诊合参我判断病人所患是半夏泻心汤证。关于半夏泻心汤，经方鼻祖张仲景的《伤寒论》原文叙述得很清楚："伤寒五六日，呕而发热者，柴胡汤证具，而以他药下之，柴胡证仍在者，复与柴胡汤。此虽已下之，不为逆，必蒸蒸而振，却发热汗出而解。若心下满而硬痛者，此为结胸也，大陷胸汤主之；但满而不痛者，此为痞，柴胡不中与之，宜半夏泻心汤。"

在本案的用药中，我始终都把半夏泻心汤作为基础方，但在每一诊中又根据病人服药后的具体情况进行灵活变通，其实中医所讲的辨证论治，就是要根据病人的具体情况用药，也就是兵来将挡，水来土掩。在这个方子的基础上，我又加入了张仲景《伤寒论》中的四逆散以疏肝理气，同时又根据实际情况加入了通调上下气机的枳壳、桔梗、木香，以及可以升清降浊的葛根、薏苡仁、冬瓜子等药。整首方子寒热平调、上下同治，最终取得了不错的疗效。

至于病人的睡觉问题，我认为并非短期内就能解决。病人因为之前的工作，经常需要日夜颠倒，几十年来形成的作息方式现在却因退休而被人为打破。后期病人规律的生活将会对失眠的治疗起到很大的作用。

柴胡加龙骨牡蛎汤治疗抑郁合并焦虑症

刘某，女，57岁，于2011年11月30日经人介绍来诊。病人来时由两个人陪同：一位是丈夫，一位是朋友。在我还没有见到病人的时候，病人的朋友就先行一步到了我的诊室并小声对我说："祁医生，这个病人有精神方面的问题！"随后见到病人，她中等身材，短发，典型的焦虑面容，一会儿焦虑而又紧张地叙述着自己的病情，一会儿又显得很沉默。她说她现在最大的问题有以下三方面：一是严重的睡眠障碍，甚至整夜都睡不着；二是非常恐惧，不敢一个人待在家里，总觉得有人要来杀她；三是容易发火或者容易哭，情绪往往不受控制。

她继续向我吐露心声，说自己在某医院精神科被诊断患有精神病，住院将近一个月，后来自己主动要求出院，因为她觉得自己与医院里的其他病人不一样，但与他们吃的药差不多又是一样的，她怕自己这样住下去就会变成真正的精神病病人了！

我看了一下病人的病例，病例上的诊断为抑郁合并焦虑症，病人住院期间用的药是诸如氟西汀、帕罗西汀、氟伏沙明一类的具有抗抑郁、振奋情绪和抑制强迫性焦虑作用的精神科专用药，也接受了一些其他的辅助治疗方法。

四诊合参之后我大致定下了基本的治疗基调：先解决睡眠问题以及恐惧状态。

病人舌脉情况：舌红，苔黄腻，脉弦细弱。我判断她为肝阳上亢兼

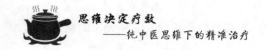
心脾两虚，方用柴胡加龙骨牡蛎汤加减：柴胡 12g，黄芩 10g，姜半夏 15g，桂枝 20g，白芍 15g，茯苓 20g，龙骨（先煎）25g，牡蛎（先煎）25g，丹参 20g，炒山药 30g，夜交藤 20g，生麦芽 10g，甘草 10g。7 剂，水煎服，每日 1 剂。

同时我给她做了很长时间的心理工作，我告诉她："你的病情并不重，是没有问题的，会好起来的，你要配合我的治疗，你的家人也相信你会很快好起来的……"

医生和病人的交流其实也是治疗当中很重要的一部分。我的一番话让她对我产生了足够的信任，最终她真诚地望着我说："我一定会好好吃药的！"

临走之前我又单独跟病人的丈夫沟通，希望他能给予病人充分的理解和支持，并给予极大的包容。

2011 年 12 月 8 日，二诊。经过一周的治疗，病人的情况已经明显好转，睡眠质量较前大幅度提高，恐惧状态也较前有所改善，但病人感觉每次饭后即有些腹胀。舌苔偏白、稍厚，脉象偏滑。这些改善基本上验证了我上方的正确性和有效性，所以效不更方，我在原方的基础上稍事调整：上方加冬瓜子 15g，以升清降浊。7 剂，水煎服，每日 1 剂。

2011 年 12 月 15 日，三诊。经上面两周治疗后，病人的情况已经大大好转，也明显表现得乐观起来。这更加鼓舞了我的斗志，同时也让我的治疗思路由前面的偏攻改为稍补了。针对她现在的情况，我选择重用酸枣仁，因为酸枣仁味甘、酸，性平，有滋养心肝、安神、敛汗的作用，应该是她这个时候的最佳选择用药了。处方：守方加减，二诊方加酸枣仁 30g。7 剂，水煎服，每日 1 剂。

等到第四次来诊的时候，她真的可以用满面春风、笑容可掬来形容了。诸症已经基本消失。我再次诊断之后建议她不再服药了，因为这些重镇类的药物的确不适宜常吃。于是我特意用了将近半小时的时间告诉她以后在生活中应该注意哪些方面，甚至还把我看过的一些励志小故事讲给她，鼓励她继续积极地面对生活，并在她临走前对她说："3个月以后请给我反馈一下你的状况！"

3个月之后，我得到了她的反馈，诸症良好！

诊疗思维　我的治疗思路源于张仲景所创立的方子——柴胡加龙骨牡蛎汤。《伤寒论》第107条原文为："伤寒八九日，下之，胸满烦惊，小便不利，谵语，一身尽重，不可转侧者，柴胡加龙骨牡蛎汤主之。"由此可以看出，本方可以治疗以烦惊、谵语为代表的精神症状。

本方虽然在《伤寒论》中看似是为"伤寒八九日"之后的变证而设，但其功效本质还是和解清热、镇惊安神，所以，完全可以用来治疗因非伤寒所导致的其他杂证。我根据病人的具体情况将方子进行了加减，紧紧抓住病人的病机变化适时调整，最终取得了满意的疗效。

另外，对于精神类疾病，作为医生，与病人的沟通以及对病人的鼓励是必不可少的，这会对治疗产生很大的积极影响。在本案例中，除了药物的治疗，我与病人以及病人家属的反复交流应该也是取得疗效的一个方面。

心火上炎型梦游症的治疗

吴某，男，12岁，居住在北京，于2014年11月20日由其妈妈带领前来就诊。病儿妈妈诉说该病儿患梦游症已经两年了，最开始的时候并不明显，家长也没有很在意，但是后来发展到半夜起来出去溜达，家长把病儿叫醒之后病儿自己对刚才的行为浑然不知。病儿曾去看过西医，用过一些说不上来名字的西药，效果时好时坏，所以今天特来寻求中医治疗。我看这个12岁的孩子精神状态很好，性格活泼，通过问诊得知他梦游的频率为每周1~2次，或轻或重，有时突然坐起来发一会儿愣后又睡下去了，有时下床走动后继续上床睡觉。舌淡，舌尖红，苔黄腻，脉滑数。中医讲心主神明，病儿心火上炎，神明不安故而出现夜游的症状。方用导赤散合千金苇茎汤、柴胡加龙骨牡蛎汤加减：生地黄 6g，栀子 8g，通草 4g，地骨皮 15g，蝉蜕 4g，芦根 10g，薏苡仁 20g，冬瓜子 20g，柴胡 10g，黄芩 8g，龙骨 15g（先煎），牡蛎 15g（先煎），甘草 10g。7 剂，水煎服，每日 1 剂。

2014 年 11 月 28 日，二诊。病儿妈妈说病儿在服药期间没有发生梦游，全家都很高兴。舌淡，苔稍腻，脉滑实稍数。处方：上方加淡竹叶 3g，以清心火。7 剂，水煎服，每日 1 剂。

后来得到病儿家属反馈，病儿第二周情况依然良好。我认为小儿用药应中病即止，非慢性疾病没有必要长期服药，所以就建议停药观察。

半年之后，病儿家属再次反馈，病儿情况一切良好，没再出现过梦游症状。

诊疗思维　我根据四诊合参基本判断该病儿属于心火上炎证。中医认为心主神明，心火上炎就会出现神明不安，就会导致夜间神明被扰而相对阳亢的行为。另外，该病儿舌苔偏腻，说明体内同时存在痰热，所以，在治疗上既要清心安神，又要豁痰开窍。

在具体用药上，我主要用到了导赤散、千金苇茎汤以及柴胡加龙骨牡蛎汤这三个方子。导赤散来自宋代儿科圣手钱乙的《小儿药证直诀》，原方由生地黄、木通、生甘草梢、淡竹叶这四味药组成，具有清脏腑热、清心养阴、利水通淋的功效。钱乙当时创立导赤散就是为了治疗心经火热证，此方和本案中的病儿病机正好合拍。千金苇茎汤出自大医孙思邈的《备急千金要方》，原方由苇茎、瓜瓣、薏苡仁、桃仁四味药组成，具有清脏腑热、清肺化痰、逐瘀排脓的功效，我本人在临床当中经常用本方治疗肺热咳嗽等病证，而在本案当中主要将之用于化痰清热开窍。柴胡加龙骨牡蛎汤则出自汉代医圣张仲景的《伤寒论》，我在临床当中经常会用到本方来治疗狂躁、抑郁等神志疾病。

最后要说的是一味非常重要的药物——蝉蜕。蝉的特性是体阴而用阳，蝉蜕从阴出阳透热外出，郁热得透，心神自安。关于蝉蜕治病的机制，请参阅"蝉蜕为什么能治疗小儿夜啼"中的相关论述。

仙方活命饮合麻黄连翘赤小豆汤治疗水痘

王某，女，27岁，居住在北京，于2015年11月12日来诊。病人来诊时戴着一顶帽子，长长的帽檐遮住了大半个脸。问诊中得知，她得了水痘，如今已满一周。在过去的一周中，这些水痘几乎长满了整张脸，不仅使人容貌难看，还使得整个面部火辣辣地疼。病人曾去看过西医，但一周的治疗并没有太大的起色。经过详细地询问和诊察，我发现她身上也有大小不等的水痘，只是面部更重。一般来说，一个已经27岁的人患水痘的概率是不高的。我对目前这位病人整体的身体情况还是有一定了解的，她曾经因乳腺增生伴双侧乳腺结节来找我看诊过，我通过针药并用的方式将其治愈。在当时治疗的过程中，我发现她体质是偏郁热的，或者说是一个容易化热的体质。舌尖红，苔白腻，脉滑实。处方：金银花8g，防风10g，白芷12g，当归15g，川芎10g，天花粉10g，皂角刺20g，生麻黄5g，连翘10g，生薏苡仁30g，桑白皮15g，生艾叶6g，红藤15g，鸡屎藤40g，生白术30g，板蓝根10g，甘草10g。7剂，水煎服，每日1剂。

同时我告诉她服药一周之后再找我复诊。没想到，一周之后她主动跟我联系说，水痘已经全部消退。

诊疗思维 本案中的病人，我对其体质相对了解。她生于内蒙古，饮食习惯偏于肉食，中医讲鱼生湿、肉生痰，痰湿又很容易郁而化热，所以在本案的治疗上，我用药的思路一上来就是偏于消导和攻邪，同时又佐以扶正。

中医看病往往就是这样，你在给熟知的病人诊病时，心中会有一个

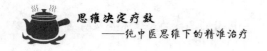

大致的治疗思路，在用药的时候也更容易有的放矢，跳过了治疗时投石问路的阶段。这也是很多病人在与某位医生已经配合默契之后，在生病的时候往往不太愿意更换其他医生的原因。

在本案的具体用药上，我用到了两个方子：仙方活命饮和麻黄连翘赤小豆汤。仙方活命饮来自《校注妇人良方》，被誉为"疮疡之圣药，外科之首方"，具有清热解毒、消肿散结、活血止痛的功效，适用于阳证而体实的各种疮疡肿毒。临床应用以局部红肿焮痛，或身热凛寒、苔薄白或黄、脉数有力为辨证要点。麻黄连翘赤小豆汤是《伤寒论》中的一首名方，《伤寒论》第262条曰："伤寒瘀热在里，身必黄，麻黄连翘赤小豆汤主之。"我在临床中经常将其用于内有郁热而致的皮肤疾病。我在本案中将这两首方子进行加减，直接针对病变治疗，同时又用到了生艾叶、红藤、鸡屎藤、生白术等来健脾益气，平调中焦气机。

最后值得一提的是板蓝根。板蓝根具有很好的清热解毒作用，而现代医学也认为板蓝根具有很强的抗病毒作用。研究表明，板蓝根的根茎提取物对多种病毒具有较强的抑制或杀灭作用。

内清湿热、外散风热治疗瘙痒性皮疹

陈某，女，57岁，于2012年6月12日来诊。她边向我叙述病情边让我看她皮肤的异常之处。只见她的双手臂及前胸部均有不同程度的大面积的皮疹，红斑略高出皮肤，同时皮疹处带着因抓挠而留下的血痕。她不时地用手不自觉地挠着皮疹处，告诉我患病已经两个多月了。一开始皮疹只出现在手上，后来逐渐往上蔓延，直到整个手臂都出现同样的小皮疹，比较痒。后来她就去了某医院，医生给开了一些内服药和外用药，不但没起作用，反而越来越厉害了，现在皮疹都蔓延到胸前了。

皮肤病一般比较复杂，在临床上往往又很难彻底分辨清楚，但中医诊治皮肤病就应该忠实于中医理论的四诊八纲，不能过多受到西医理论中真菌感染或细菌感染之类的干扰。

我诊其脉象，发现两手脉象浮滑，又以右手为主；观其舌象，舌红，苔黄腻；我再仔细观其皮疹，发现疹子点点并未结痂连片，疹子色红，周围皮肤亦色红且多为潮红。问她饮食和二便情况，她说基本正常。综合判断，脉象浮滑当属有湿，同时又有表证，苔黄腻当属合并有热，我考虑她的病情应属湿热内蕴兼风热上扰。中医治疗皮肤病绝对不能盯着皮肤不放，尤其是大面积的皮肤病，往往要从五脏论治，从内调理来达到外治的目的。中医一直认为，诸外皆因内而发。中药处方：银柴胡12g，乌梅15g，防风12g，炒蒺藜12g，荆芥穗12g，地肤子12g，浮萍10g，陈皮15g，金银花12g，佩兰15g，白术20g，知母15g，甘草6g。5剂，水煎服，每日1剂。同时停用其他药物。

2012年6月18日，二诊。病人服用上药后，皮疹已得到控制，不再由胸部继续蔓延，皮疹面积较前大为缩小，同时瘙痒感也较前明显好转。病人的心情也较前好了很多。作为医生，我当然也是很欣慰的。再次诊脉后，调方如下：上方去陈皮、金银花、知母，加蝉蜕10g、黄柏15g、木香6g、滑石15g、茯苓20g。5剂，水煎服，每日1剂。

服药后，该病人告知，皮疹消失，瘙痒解除，一切恢复正常。

诊疗思维 对于皮肤病，西医在确切诊断前往往需要一系列相关检查，治疗也是根据检查指标进行的，而中医往往独辟蹊径，从内论治。

本病例中，我判断该病人湿热内蕴，风热上扰，于是采用内清湿热、外散风热的治疗思路。中医认为，肺主皮毛，所以皮肤病要首先考虑从肺论治；又因病人舌苔黄腻，考虑有湿热病机，于是在治疗中就要同时调理脾胃；况且脾和肺的关系在五行理论中又属于相生关系，于是从两方面入手也是相互为用的。另外考虑到现阶段该病人的皮疹主要集中在上半身，所以，用药要轻清上浮，以达病所。

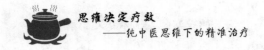

　　组方中银柴胡、防风、炒蒺藜、荆芥穗、金银花等可以疏散风热，止痒，而且银柴胡又具有清热凉血的功效；陈皮、佩兰、白术、黄柏、木香、滑石、茯苓等偏走中焦，健脾利湿，清热；地肤子、浮萍、蝉蜕轻清上浮，既可引经上行又可止痒。全方既从内论治，又内外同治，最终取得了满意疗效。

妇人篇

在给女性诊病时，无论其月经是否异常，都需要做到"妇人尤必问经期"，在用药的过程中，要根据经期的变化来调整用药思路。比如，在月经即将来潮时需要养阴血，在排卵期需要养阳气。

另外，妊娠病的病机特点往往为阴亏、气滞、痰凝。中医认为，产前多热，产后多寒。究其原因，一是阴亏导致相对的阳亢，很容易内生虚火；二是无论气滞还是痰凝，皆容易郁而化热；三是孕期阴血下聚养胎，经血不泻，冲脉气盛，于是就更助虚火上逆。所以，妊娠期的病机特点也可以说是"血不足，气有余"。可见，产前多热，既可以是虚热，也可以是实热，但在临床具体用药时，需要在养阴血的基础上清热，临床经常会用到一些养肝血和养肺阴的药，否则直接用苦寒清热的药物会伤阴血。除了养阴血外，用药思路还要以疏达气机和化痰为关键。

完带汤合四妙丸治疗白带过多

李某，女，43岁，居住在北京，于2012年9月14日来诊。病人告诉我，她近3年来每次月经过后白带就开始增多，一开始没觉得有什么不舒服，但白带颜色逐渐变黄，同时出现不同程度的瘙痒感。为了解决这个困扰，她曾经在其他医院治疗过，但效果并不是很理想。病人精神状态良好，劳累后头晕不适，饮食及二便基本正常，舌淡，苔白，脉象稍弱。又经过一番问诊，思索片刻，我判断这是一个虚实夹杂证，脾虚湿

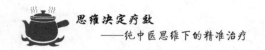

盛而又湿热下注，方用完带汤合四妙丸加减。处方：党参12g，白芍15g，苍术、白术各20g，山药30g，车前草12g，陈皮15g，炒白芥子6g，柴胡12g，荆芥穗12g，炒蒺藜12g，黄柏15g，薏苡仁20g，甘草10g。5剂，水煎服，每日1剂。

2012年9月19日，二诊。症状有很大程度的改善，白带较前明显减少，瘙痒的感觉也减轻了很多，同时病人告诉我一个额外收获，平时劳累后头晕的情况也有所好转，但吃这几剂药之后大便略偏稀。我基本认定我的处方用药思路是正确的，大便偏稀的原因可能是药性稍寒，于是再次斟酌后，将上方薏苡仁去掉，另加炒白扁豆15g。5剂。服法同前。

后来病人找我治疗肩部疾患，告诉我白带问题已解决，表示感谢。

诊疗思维　带下属于带脉为病，这是历代医家所公认的。因为带脉为约束腰下诸脉的枢纽，带脉失约，则任脉不固，湿热侵入蕴积于内，则引起带下。《傅青主女科》也提道："夫带下俱是湿证，而以带名者，因带脉不能约束，而有此病，故以名之。"

本例与历代医家所述有所不同的是，病人属于脾虚运化失权，脾虚生湿，而后湿郁化热，导致白带过多而后颜色偏黄，同时伴有瘙痒感。针对这种情况，既要健脾补虚，以补为主，同时又要清理湿热，止带止痒。对此，似乎并没有一个成方可以直接运用，于是我将完带汤、四妙丸这两个名方进行辨证加减。

完带汤来自《傅青主女科》，由白术、山药、人参、白芍、车前子、苍术、甘草、陈皮、黑芥穗、柴胡组成。该方寓补于散之中，寄消于升之内，培土抑木，祛湿化浊，使脾气健旺，肝气条达，清阳得升，湿浊得化，则带下自止。服之可疏肝木，健脾运，消湿浊，从而使绵绵之白带完全中止，故名"完带汤"。

四妙丸来自《成方便读》，由黄柏、苍术、牛膝、薏苡仁四味药物组成，是在《丹溪心法》二妙散基础上加牛膝、薏苡仁而成，具有清热利湿、通筋利痹的作用，我将此方和完带汤合用以治疗该病人的湿热下注。

同时，考虑到病人瘙痒难耐，我又特意运用治标的炒蒺藜以祛风止痒。全方有补有泻，以补为主，以泻为辅，最终达到祛邪而又不伤正气的治疗目的。

调气通血法治疗崩漏

苗某，女，22 岁，于 2013 年 1 月 15 日来诊。病人在两个月前的一次月经后出现阴道间断性出血不止，至今未见好转，内心不禁有了很大的恐惧感，故前来就诊。我告诉病人，不要过于担心害怕，这并非什么怪病，在医学上这属于崩漏。崩漏是指女性在非行经期间，阴道突然大量出血，或者淋漓不断，前者称为崩，后者叫作漏。我又问及病人平素的月经情况，得知她平素月经周期和经期基本正常，但痛经比较明显，同时经血色黑伴有血块，易烦躁。诊察其舌脉情况，发现其舌淡，苔黄腻，地图舌，脉沉弱。我的脑海中立刻想到的是中医对于崩漏的治疗大法——塞流、澄源、复旧。这位病人的具体情况是虚实夹杂，单纯的补或者是泻似乎都是不合适的，于是思索之后我决定还是从调节气机入手。处方：淡豆豉 20g，炒栀子 15g，桔梗 10g，枳壳 15g，葛根 40g，牡蛎 30g（先煎），仙鹤草 50g，茜草 15g，乌药 12g，川牛膝 20g，丹参 15g，黄柏 20g，炒苍术 30g，当归 15g，甘草 10g。7 剂，水煎服，每日 1 剂。

2013 年 1 月 24 日，二诊。药后出血已经基本停止，舌质稍红，原来的厚苔基本褪去，脉象稍弱。考虑热象已去，上方去茜草、当归。7 剂，水煎服，每日 1 剂。

随后得到反馈，情况一切良好，月经已经恢复正常。

诊疗思维 崩漏日久，可能出现贫血、虚脱或继发感染等。中医治疗本病的大法，即根据病情的缓急轻重、出血的久暂，本着"急则治其

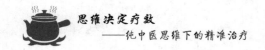

标，缓则治其本"的原则，灵活运用塞流、澄源、复旧三法。

塞流即是止血。崩漏以失血为主，止血乃是治疗本病的当务之急。具体运用止血方法时，还要注意崩与漏的不同点。治崩宜固摄升提，不宜辛温行血，以免失血过多导致阴竭阳脱；治漏宜养血行气，不可偏于固涩，以免血止成瘀。

澄源即是求因治本。崩漏是由多种原因引起的，针对引起崩漏的具体原因，采用补肾、健脾、清热、理气、化瘀等法，可使崩漏从根本上得到治疗。塞流、澄源两法常常同步进行。

复旧即是调理善后。崩漏在血止之后，应理脾益肾以善其后。历代医家都认为崩漏之后应调理脾胃，化生气血，使之康复。近代研究指出，补益肾气，重建月经周期，才能使崩漏得到彻底的治疗。"经水出诸肾"，肾气盛，月事才能以时下，对青春期、育龄期的虚证病人来说，补肾调经则更为重要。当然复旧也需兼顾澄源。

总之，塞流、澄源、复旧有分别，又有内在联系，必须结合具体病情灵活运用。

在本案中，病人的舌脉情况相互矛盾，是攻是守实在有些难以平衡，于是我想到从调理气机入手，重点用到淡豆豉、炒栀子、枳壳、桔梗、葛根、牡蛎以疏通人体上下气机，并让气机下行。中医认为，气为血之帅，血为气之母，气行则血行，我试图通过调气来疏通血分，以将其内在之瘀散去，这也就是欲止先通的道理。

病人的主要症状是出血不止，且出血已经两个月有余，脉象已经变得沉弱，所以，我用了大剂量的仙鹤草。仙鹤草这味药是我在临床当中非常钟爱的一味药，收涩当中又能补虚，且收涩当中又不会滞而成瘀，既便宜又实用，对于很多疾病，我每每大剂量运用仙鹤草而收到良好的疗效。

乌药和川牛膝引药下行，直达病所，同时配合二妙散清利湿热，于是整个方子可以针对该病人虚实错杂的具体情况攻补兼施，最终取得了满意的疗效。

主抓病因病机治愈月经初潮崩漏不止

谢某，女，13 岁，居住在北京，于 2013 年 11 月 26 日由其妈妈带着来诊。这位妈妈说，小姑娘 20 天前月经初潮，但是 20 天都过去了，月经依然没有停止，眼瞅着孩子的脸色都没有那么红润了，当妈的这几天都有些害怕了。通过问诊，我得知了其他的一些相关信息：自月经初潮这 20 天来，血量时大时小，有时会伴有血块，同时还会有腹痛，舌淡，苔稍腻，双脉寸部有上越之势，关尺部脉沉。处方：淡豆豉 20g，栀子 12g，葛根 40g，薏苡仁 30g，冬瓜子 30g，当归 12g，川芎 6g，白芍 15g，生地黄 15g，仙鹤草 30g，杜仲炭 20g，茅根炭 20g，藕节 15g，丹参 15g，火麻仁 10g，甘草 10g。7 剂，水煎服，每日 1 剂。

一周后得到反馈，病人服用完第 4 剂药后经血停止。

2014 年年初，孩子的妈妈来找我看病，说起了自己女儿曾经的治疗情况。我追问其现在的月经如何，她回答说至今月经都基本正常。

诊疗思维　崩与漏虽出血情况不同，但在发病过程中两者常互相转化，如崩血量渐少，可能转化为漏，漏势发展又可能变为崩，故临床多以崩漏并称。

在本案中，该病人初次月经，《素问·上古天真论篇》云："女子七岁，肾气盛，齿更发长；二七而天癸至，任脉通，太冲脉盛，月事以时下，故有子。"就是说女子在大概十四岁时开始来月经，为什么会来月经呢？是因为肾气充足、太冲脉盛。

人在小儿阶段的体质往往为稚阴稚阳或者叫作纯阴纯阳，而到了青春期，少男少女们往往会呈现出体内阴阳失衡的状态，我在临床上最常见的是阴偏虚而阳偏亢的情况。本例病人的表现就是如此，虚阳上亢而

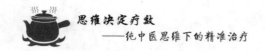
下焦肝肾显得不足，下焦固摄力度不够就出现了崩漏的现象。

所以，临床辨证重在抓住真正的病因病机，一旦抓住了病机，整个治疗的思路就会跟着打开。

我在本案中的具体用药：以《伤寒论》中栀子豉汤和《太平惠民和剂局方》中的四物汤为基础，一来清理虚热，二来养血固本；然后用到了葛根、薏苡仁、冬瓜子来升清降浊；最后才用到治标的养血止血的仙鹤草、杜仲炭、茅根炭、藕节等。止血的同时必须要稍加活血之品，所以用到 15g 的丹参，这也是阴中求阳、阳中求阴的具体体现了。

这样整合起来之后，整个治病的思路就彻底理顺了。所以中医在临证时，必须要做到谨慎、全面，同时还要有智慧。

从瘀论治痛经

张某，女，20 岁，居住在北京，于 2012 年 7 月 12 日来诊。病人说自月经来潮至今这五六年当中痛经不断，几乎每月在月经的第一天都会疼上一整天，后来呈逐渐加重的趋势，中间也曾经服用西药布洛芬等止痛药物，但效果并不很理想。我问其月经周期、经期及血量等情况，都基本正常；察其舌脉情况，发现舌质稍暗，苔少，舌尖稍红，脉滑。从诊察情况来看，我当时并没有相对清晰的思路，只是觉得她年龄尚小，肝肾之气血充盈，唯根据舌质稍暗判断其体内大概有瘀。病人自述平时饮食偏辛辣，所以我判断其舌尖稍红应该是郁而化热所致。斟酌之后，处方：生地黄、熟地黄各 15g，赤芍、白芍各 15g，当归 10g，桃仁 10g，红花 10g，柴胡 10g，枳实 15g，香附 15g，郁金 15g，延胡索 15g，牛膝 20g，荷叶 10g，高良姜 10g，甘草 6g。5 剂，水煎服，每日 1 剂。并告诉她服用这 5 剂药后等待下次月经来前的一周复诊。

2012 年 8 月 13 日，二诊。病人说上个月经周期前服用 5 剂药后效果并不明显，依然是经期第一天痛经，我察其舌脉情况基本照旧。调方如下：黄芪15g，当归12g，生地黄15g，赤芍10g，川芎10g，三棱10g，莪术10g，乳香10g，没药10g，艾叶12g，香附15g，延胡索20g，小茴香12g，川牛膝20g，甘草10g。5剂，水煎服，每日1剂。并告诉她服用这5剂药后依然等待下次月经来前的一周复诊。

2012年9月20日，三诊。病人说上个月服药后月经如期而至，基本无痛经，病人情绪也相对好了很多。舌红，苔少，脉稍滑。处方：黄芪15g，当归15g，生地黄12g，赤芍10g，川芎10g，三棱10g，莪术10g，乳香12g，没药12g，艾叶15g，香附15g，延胡索20g，小茴香15g，怀牛膝20g，荷叶15g，甘草10g。5剂，水煎服，每日1剂。并告诉她服用这5剂药后依然等待下次月经来前的一周复诊。

2012年10月25日，四诊。病人诉痛经已经基本消除，并兴奋地告诉我，这几年来就这两个月比较舒服。处方：三诊方去延胡索，怀牛膝20g改为川牛膝30g，加肉桂5g、黄连3g。5剂，水煎服，每日1剂。并告诉她服用这5剂药后依然等待下次月经来前的一周复诊。

随后的一年内该病人一直没有来复诊，直到一年后她来找我看其他疾病时，告诉我一年前痛经已痊愈，而且情况一直良好。

诊疗思维 很多女性一生当中都会出现痛经，但该案例的特殊之处在于病人自月经来潮之时就开始痛经。这种情况，中医一般会考虑先天禀赋不足等，但是该例病人却不是这样，于是我最后决定从瘀论治。

一诊当中主要用了清代名医王清任《医林改错》中的血府逐瘀汤，并稍作加减，但是二诊时却发现疗效并不明显，于是我考虑活血化瘀的力度可能还是不够，随即在二诊方中加入了三棱、莪术、乳香、没药等活血破血的药物，结果病人服药后疗效明显增强。

接下来的三诊、四诊基本沿用了已经取效的思路，最终取得了满意的疗效。

对本案例整个治疗过程中的用药，我有以下三点体会。

（1）在运用力量较大的破血药的时候，要适当加入补血之品以防失血，所以，我在方中加入了当归补血汤。

（2）气行则血行，在调月经用药时，要适当运用理气调肝的药物，所以我在方中运用了柴胡、香附等疏肝之品。

（3）血得温则行，对于月经病，无论是寒是热，都应该考虑到寒热并用的用药思路，所以在本案例中我虽然判断该病人内有瘀而又稍有热，但在运用荷叶、黄连等清热之品的同时，依然毫不吝啬地用上了艾叶、小茴香、肉桂等温养下焦的药物。

消瘰丸合丹参饮与名方失笑散治疗子宫腺肌病

祁某，女，33岁，居住在北京，于2013年2月26日来诊。该病人找到我的时候，只是告诉我近半个月来腹痛明显。按照"妇人尤必问经期"的古训，我首先想到的就是腹痛是否与月经有关系。但经过一番询问之后发现，病人的腹痛并非常规的痛经等，况且腹痛表现为面积较大的弥漫性疼痛，肚脐上和肚脐下均疼痛，疼痛的感觉有时是隐隐作痛，有时则是针扎样的刺痛。观其舌淡、苔白，察两脉偏涩。基于这种情况，我只得告诉病人："我现在只能根据你的具体表现先开几剂药，你最好做个B超检查一下。"处方：枳壳15g，桔梗10g，木香15g，丹参20g，砂仁10g（后下），九香虫12g，生蒲黄12g（包煎），五灵脂12g（包煎），白芍30g，当归15g，乌药12g，菟丝子20g，延胡索10g，甘草10g。4剂，水煎服，每日1剂。

2013年3月4日，二诊。病人说服完4剂药后感觉较前明显好转，疼痛减轻了不少，由于近日工作较忙，还没有来得及做相关的B超检查，既然中药已经很有效了，是不是就不用再做检查了。我建议病人还是去做一下相关检查，这样治疗才会更加明确一些。舌淡，苔白，两脉偏涩。处方：上方去乌药、白芍、当归，加升麻6g、杜仲20g、郁金15g。5剂，水煎服,每日1剂。

2013年3月12日,三诊。病人拿着2013年3月11日在自家附近某医院做的B超检查的结果对我说:"您的提醒太有必要了,我做了检查,还真是有问题。"检查结果提示子宫腺肌病,右侧附件区可探及2.3cm×2cm的囊肿。病人说自己有一定的压力,食欲也不太好,吃饭后就觉得腹胀难受。我一面鼓励她,给她以信心,一面详细为其诊察病情。我告诉病人,这个囊肿不大,用中药完全有可能消除掉,请一定要配合治疗。同时察其舌淡,苔白,脉弱。处方:玄参12g,牡蛎30g(先煎),浙贝母15g,丹参15g,砂仁10g(后下),九香虫12g,黄芪20g,白术20g,升麻5g,柴胡12g,当归12g,陈皮15g,仙鹤草30g,延胡索30g,生蒲黄12g(包煎),五灵脂12g(包煎),甘草10g。5剂,水煎服,每日1剂。

因病人路途遥远,我便告诉她可以照这个方子在家附近取药,连续服用2~3周。

2013年4月9日,四诊。病人拿着2013年4月8日第二次的B超检查结果给我看,结果显示囊肿已减小至1cm×0.9cm,诸症平稳,舌淡,苔白,脉滑。处方:三诊方加败酱草40g、红藤15g、白芷12g、炙百部10g、乌药10g。水煎服,每日1剂。嘱病人服用1~2周。

2013年5月10日,病人再次行B超检查,结果显示囊肿已除,诸症消失,遂停止用药。

诊疗思维 我在本案的治疗中,参考了西医学的相关诊断,但在治疗中又完全按照中医学的思路进行。对于生长在体内的"异物",如果体积不是很大,中医中药一般都会有不错的疗效,病人也可以避免手术之苦。

在中医思维中,这种有形之病邪,不管是囊肿、肌瘤,还是结节,其实都是从无形到有形,逐渐积聚形成的,其背后的本质或是痰,或是

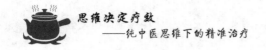
湿，或是寒，或是互相兼夹。所以，在治疗的过程中就需要根据辨证的结果来具体用药。本案中的处方就是我将《医学心悟》中的消瘰丸、《时方歌括》中的丹参饮和《太平惠民和剂局方》中的名方失笑散糅合在一起加减变化而成的。

消瘰丸由牡蛎、玄参和贝母三味药组成，具有清热滋阴、化痰散结的作用，我在临床中经常用到这个方子。我发现不管是体内的有形之邪还是无形之邪，用本方都有效，方小但力大。

丹参饮由丹参、檀香和砂仁三味药物组成，具有活血祛瘀、行气止痛的作用，可谓是化瘀行气止痛的良方。因檀香价格较高，我在使用时经常将檀香换成九香虫。

失笑散由蒲黄和五灵脂组成，是典型的活血祛瘀、散结止痛的名方。我的体会是凡瘀血内停、血行不畅所致的痛证皆可使用。古人称赞此方说，"心腹痛欲死"之人，服药后，"不觉诸症悉除，只可以一笑而置之矣"，故以"失笑"为名。

在具体用药时，我在三方的基础上，又加入柴胡和升麻来调整气机的升降平衡，同时在三诊、四诊中又加入大剂量的仙鹤草、败酱草、红藤等，以力求做到补虚与泻实相辅相成。

所以，中医在用药的时候，一定要做到局部治疗和整体调整相结合、升降和补泻相协调，这样才能取得最终满意的效果。

以清热利湿为基本大法治疗真菌性阴道炎

都某，女，38岁，居住于北京，于2013年1月14日来诊。她有点不好意思地向我叙述她的难言之隐，说自己患的是真菌性阴道炎（已明确诊断），也一直在治疗，吃了药病情会好一些，但疾病总会复发。已经看过很多医生，有中医也有西医，痛苦不堪，现在最大的不适就是阴部瘙痒难忍。我为其诊察舌脉情况，发现舌尖红，苔黄腻，脉象滑、稍数。

按照这种舌脉情况，我推测她的白带同样是异常的，于是马上追问，果然她说白带呈豆腐渣样且伴有异味。

综合判断，病人湿热内生似乎已经成为定局，但我疑惑的是为什么经过多次治疗却还是反复不愈。更进一步想，我觉得大概是因为之前的中医在治疗的过程中仅仅看到了湿热这个实证，于是一味采用清泻法，西医则一味采用消炎法。其实，一个正确的治疗思路恰恰应该是清中有补、补中带清，这也正是中医所倡导的阴中有阳、阳中有阴，阴中求阳、阳中求阴的太极思想。斟酌之后，处方如下：黄柏20g，炒苍术30g，薏苡仁30g，川牛膝30g，败酱草30g，鸡血藤30g，炙百部20g，白芷15g，炒蒺藜15g，荆芥穗12g，川断20g，白鲜皮12g，山药20g，甘草10g。5剂，水煎服，每日1剂。同时将药渣水煎外洗阴部。

2013年1月21日，二诊。5剂药后，又经过停药两天的观察，诸症大为好转，阴痒感觉也减轻不少，舌尖稍红，苔稍腻，脉稍滑。处方：上方山药增至40g，另加枳壳10g。5剂，水煎服，每日1剂。同时将药渣水煎外洗阴部。

2013年1月29日，三诊。所有不适症状已基本消除，白带等均已正常，舌尖红，苔稍腻，脉稍滑。处方：二诊方加淡竹叶10g、白茅根10g。5剂，水煎服，每日1剂。同时将药渣水煎外洗阴部。

后来病人向我反馈，疾病痊愈。

诊疗思维 对真菌性阴道炎的治疗，中医从湿热论治是常规思路，但如果一味清热利湿，结果往往并不尽如人意。

我在本案的治疗中，仍然遵循清热利湿的治法，但在此基础上又有很大变化。我将常用的二妙散（黄柏、苍术）换为偏向于引药下行的四妙丸（黄柏、苍术、薏苡仁、川牛膝），以直达病所，这基本上是对本治疗。同时鉴于病人目前瘙痒难忍，用了炙百部、白芷、炒蒺藜、荆芥穗、白鲜皮等对症治疗。为了能够达到阴中求阳、阳中求阴的目的，我用川

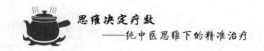
断、山药以滋补肝肾，同时再用大剂量的败酱草和鸡血藤以活血化瘀、清热解毒。最后要说的是，将药渣水煎外洗局部也是中医学当中一个很重要的外治方法。

本案例给我的启示：中医治病的思路很大程度上源自古老的太极思想，正所谓："太极动而生阳，动极而静；静而生阴，静极复动。一动一静，互为其根；分阴分阳，两仪立焉。"

疏肝养阴活血法治疗月经先期

张某，女，36岁，居住在北京，于2012年10月11日来诊。病人面容憔悴，双目乏神，喋喋不休地向我诉说自己的病情。在她叙述时我能明显感觉出她内心的担忧。病人自诉月经先期已经连续半年，每次都提前一周以上，而且每次提前的天数似乎都是有规律的。我习惯性地边把脉边问她病情，当我摸到她的肝脉偏郁时，试探性地问了一句："您觉得您的性情如何？"她仿佛是一个被发现了什么秘密的孩子，略带仓促地对我吐露心声："我平时的情绪波动比较大，已经被相关医院的精神科诊断为轻度抑郁症。"我沉默片刻，继续追问月经情况，得知她每次月经基本3天结束，颜色发暗或伴有血块，同时月经前都有很难受的胸闷状态。舌尖稍红，苔黄腻。我首先给她做思想工作，告诉她凡事都要努力去释怀，尽量去放下，很多时候我们最大的敌人往往就是自己。结合病人症状及舌脉，处方如下：当归15g，白芍15g，柴胡12g，茯苓20g，白术20g，薄荷6g（后下），川芎6g，生地黄、熟地黄各15g，郁金15g，枳实15g，桔梗10g，川楝子10g，甘草10g。5剂，水煎服，每日1剂。

2012年10月26日，二诊。病人自述服药后感觉胸中的气好像顺了很多，情绪也好像平稳了些。舌淡，苔稍腻，脉弦。我看病人肝郁情况大为好转，于是决定标本同治，处方如下：柴胡20g，黄芩12g，枳壳12g，陈皮15g，香附15g，白芍15g，桂枝12g，生龙骨、牡蛎各20g（先煎），郁金 15g，麦芽 10g，栀子 10g，当归 15g，地骨皮 20g，知母 15g，鳖甲 12g，甘草 10g。5 剂，水煎服，每日 1 剂。

后来得到反馈，病人月经恢复正常。

诊疗思维　本案例取效之快是我没有想到的，因为我给其他病人调月经时，基本上都要经历好几个周期，而该病人仅服用 10 剂药即痊愈，这也着实让我兴奋。

古人认为本病多归于热，比如朱丹溪在《丹溪心法》中曾说："经水不及期而来者，血热也。"其实这是很容易理解的，因为血热则会迫血妄行，经水也就会提早而来。然而本例病人却不是单纯的血热，而是以肝郁为主，进而出现了郁而化热的倾向。所以，我在治疗的过程中，首诊和二诊的用药思路很明显有不同侧重。

首诊中我以《太平惠民和剂局方》的逍遥散以及四物汤为主来疏肝调脾、养血调经，又加入川楝子和郁金加强疏肝和清肝的作用，加入枳实和桔梗一上一下调畅气机。

有了这个铺垫之后，二诊时我将《证治准绳》中的柴胡疏肝散、《伤寒论》中的柴胡加龙骨牡蛎汤和《温病条辨》中的青蒿鳖甲汤进行加减变化，在疏肝调气的基础上清热养阴而又活血调经，同时又着重调节了该病人的情志问题。

补益气血当要活血化瘀：对月经延期的治疗

赵某，女，33 岁，居住在北京，于 2013 年 3 月 12 日来诊。该病人是经我一个朋友介绍而来的，她找到我之后较自然地和我从聊家常开始。其实我非常喜欢这种方式，因为我本人认为和谐的医患关系不应该从严肃的"审问式"开始。紧接着，她向我叙述她的难言之隐：因嫌自己的形体偏胖，于是选择了一家美容中心以一种近乎"绝食"般的方式进行减肥，前前后后坚持了将近 2 个月，体重的确减了一些，但是随后一个更加痛苦的

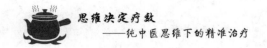

问题便出现了。她说："我绝经了，尽管我又补充了几个月的营养，但是月经还是没有再来，这可愁死我了！"此时，对她的批评教育已经不重要，因为她已经主动意识到了自己的种种问题，而我现在的任务就是努力利用药物帮其调经。现病人月经延期，已 4 个月未至，舌淡，苔黄腻，脉弱。考虑为气血不足，兼有内热，予以补益气血处方：黄芪 30g，当归 15g，生地黄、熟地黄各 15g，川芎 12g，白芍 15g，女贞子 15g，墨旱莲 15g，阿胶珠 20g，桃仁 10g，红花 10g，川牛膝 30g，桔梗 10g，柴胡 12g，菟丝子 15g，甘草 10g。7 剂，水煎服，每日 1 剂。

2013 年 3 月 19 日，二诊。病人告诉我情况照旧，喝完药之后没有任何反应。喝药的时候除了感觉药的味道苦以外，其他跟喝水没什么两样，同时感觉到有些烦躁。这个叙述让我多少有些受打击，但还是劝她继续服药。舌淡，舌尖稍红，苔稍腻，脉弱。于是我就在原方的基础上再增强活血化瘀的力量，同时又想到用栀子豉汤来稍清热除烦，处方：上方加益母草 20g、淡豆豉 20g、栀子 15g。7 剂，水煎服，每日 1 剂。

2013 年 3 月 28 日，三诊。病人面带喜悦说，服到第 5 剂的时候有了月经，但量很少，一天就结束了。但她说至少已经看到了希望，主动问我是否可以加大药量。舌淡，苔稍腻，脉稍弱。处方：二诊方去益母草、熟地黄，加枳壳 15g、木香 15g、当归 12g、白术 20g、鸡内金 15g、焦山楂 15g，以加大活血化瘀的力度。7 剂，水煎服，每日 1 剂。

2013 年 4 月 26 日，四诊。病情比较稳定，病人已经感觉周身气力较前提升不少。舌淡，苔白，脉稍弱。处方：一诊方去熟地黄，加香附 20g以疏肝行滞。7 剂，水煎服，每日 1 剂。

五诊时病人说实在是不想再喝药了。我诊察其舌脉情况已经基本正常，再想既然病人不愿再服药，也就作罢，但提供给她一些不同的饮食建议，并希望她能够遵照。

半年之后，她给我反馈的信息是月经已经逐渐恢复到正常，只不过形体还是没有达到理想中的状态。

诊疗思维 导致月经延期的原因其实有很多，除了本案当中的气血不足之外，还有一种很常见的原因就是长期饮食生冷或者秋冬季节穿得太少导致腰骶部受寒。

在本案的用药中，我慎之又慎，虽然对病人的诊断已经很明确，脉象弱提示用药时需要补益气血，但是舌苔的黄腻又提示体内有郁热，所以，治疗的整个过程中黄芪用量我都控制在了 30g。

在处方时，我将几个方子杂糅加减：《内外伤辨惑论》中的当归补血汤、《医林改错》中的血府逐瘀汤、《医方集解》中的二至丸、《伤寒论》中的栀子豉汤和四逆散。其中，我用当归补血汤和二至丸来补益肝肾、滋阴养血，用血府逐瘀汤和栀子豉汤来活血化瘀、清理虚热，最后再用四逆散来疏肝理气、通调气机。

本案的治疗给我们的启发是，临床用药时，在补血补气的过程中一定要注重活血化瘀，这也是阴中求阳、阳中求阴的具体体现。

从心论治乳腺增生

王某，女，26 岁，居住在北京，于 2015 年 4 月 3 日来诊。该病人来诊时多少还有些害羞，但在向我叙述病情时最终还是道出了自己的苦衷：她在最近的一次 B 超检查中发现自己患有乳腺增生，B 超显示在双乳腺均见多个低回声结节，较大，约 6mm×4mm，结节边界清晰，内部回声均匀。病人临床具体症状并不是非常明显，仅时有胸部胀痛不适，在不同的体位下乳房会有不同程度的疼痛。通过和她的沟通，我发现这位病人的性格相对内向，又加上现在北京工作生活节奏较快，工作压力相对较大，我判断她的乳腺增生大概与肝郁有关。但随后的舌脉诊察却又推翻了我的初步判断，因为我发现她的舌体胖大，舌淡，苔白，脉象偏弱，同时左寸部不足。辨证为心脾两虚兼肝郁。处方：桂枝 15g，白芍 15g，

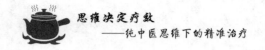

丹参 20g，石菖蒲 20g，荔枝核 20g，橘叶 12g，柴胡 15g，枳壳 15g，鳖甲 20g，白芷 15g，玄参 12g，浙贝母 15g，牡蛎 30g（先煎），炒莱菔子 10g，甘草 10g。7 剂，水煎服，每日 1 剂。

2015 年 4 月 10 日，二诊。乳房症状并没有太大改善，但自诉胸部气机较前舒畅，舌脉情况同前。处方：上方加荷叶 8g，以清郁热。7 剂，水煎服，每日 1 剂。

2015 年 4 月 16 日，三诊。诸症比较平稳，但近日因有应酬自觉胃肠道不适，舌脉情况同前。故在二诊方基础上加陈皮 50g。14 剂，水煎服，每日 1 剂。

2015 年 5 月 4 日，四诊。病人说现在情况比较好，几无不适之感，而我认为乳腺增生是不可能这么快好的，所以告诉她继续坚持服药。守方加减，三诊方去荔枝核、荷叶，加淡竹叶 8g、薏苡仁 30g、皂角刺 30g。7 剂，水煎服，每日 1 剂。

2015 年 5 月 11 日，五诊。情况较好，无明显不适，舌淡，苔薄白，舌尖稍红，脉稍滑。处方：四诊方加麦芽 30g、姜黄片 30g。7 剂，水煎服，每日 1 剂。同时提醒她复查一下。

2015 年 5 月 18 日，六诊。病人很开心地拿着 B 超结果对我说她自己已经痊愈了，我看检查结果的确显示乳腺增生已经恢复正常。舌淡，苔薄白，舌尖稍红，脉稍滑。在替病人高兴的同时，我又为她开了一周的药以巩固治疗。处方：五诊方去薏苡仁，加佩兰 10g。7 剂，水煎服，每日 1 剂。

随后的某个早上，她早早地来到我的门诊，非要送我一些自己家乡的特产小吃，说这次来是特意向我表示感谢。

诊疗思维 中医认为：乳房属胃，乳头属肝，所以，在治疗上很多医生大多选择肝胃同治的思路，我也曾用这样的思路治疗过多例乳腺增生的病人。但在本案例当中，我是根据病人的具体情况选择从心论治的。

因为心阳为火，脾胃为土，当心火不足时则脾胃之土不能暖，再加之肝气不够疏达，最终导致了乳腺增生。

在具体用药上，我将三个基础方子变化加减，分别用到了《伤寒论》中的桂枝汤、四逆散和《医学心悟》中的消瘰丸。这三个方子共同起到温通心阳、疏肝和胃、解郁散结的功效。尤其是消瘰丸，根据我的临床治病体会，如果运用得当，可以解决很多有形病邪所导致的疾病，诸如西医之淋巴结结核、甲状腺肿、乳腺增生、前列腺肥大、肝硬化等。

最后要提到的是陈皮。重用陈皮既可健脾燥湿，以绝痰湿生化之源；更能理气散结，以消痰核。其性虽温，但若配伍得当，并无伤阴耗气之弊。

小儿篇

给小儿看病，真的可以用"如履薄冰"四个字来形容。儿科，古称"哑科"，因为小儿要么不会说话，要么不能准确地表达自己的痛苦所在，给医生诊断疾病增加了很大的难度。这在客观上就要求医生诊断小儿病证时必须要做到心细全面。

另外，中医认为小儿为稚阴稚阳之体，病情变化迅速，今天的情况和明天的情况可能完全不同。这就要求医生迅速而又准确地做出判断，进而抓住时机遣方用药，否则就可能延误病情。

青蒿鳖甲汤治疗小儿夜间高热

刘某，女，3岁，居住在北京，于2012年2月21日由妈妈带来就诊。小姑娘长得很漂亮，在妈妈的怀里有些胆怯地看着我，同时一阵阵地咳嗽。她妈妈叙述病情："她可能是因为前天出去玩儿受凉了，晚上开始发热，体温大概38℃，还一阵一阵地咳嗽。我给她吃了点儿美林（布洛芬混悬液），第二天早上热退下来了。但昨天晚上又发热了，体温39℃，我又喂她吃了美林，看似热退了点儿，但还是咳嗽。刚才我给她测体温，不怎么高。但我想，到晚上她可能还是会发热，另外，她咳嗽还是很厉害。"

我哄着小姑娘来我跟前，她很配合。我给她把脉，脉象偏浮；又看了她的食指指纹，指纹偏红，浮现于风关，但已有跨越气关之势；再看她的舌头，舌质偏红，苔白厚腻；又看了她的咽部，稍红；另外又得知她有口渴现象，同时大便最近偏干。

综合以上信息，我大致判断该病儿外有表证、内有积热，乃寒包火之象，且内有湿气。这种情况小儿是最容易出现的，这个时候单纯祛寒或单纯清热都不是解决问题的方法，而现在的中成药、西药往往很难把寒和热同时兼顾到，以致很多病人吃了几天药后依然不见好转。更有甚者，家长带着孩子去输液，连续输了几天之后热是退下去了，但孩子脾胃却被伤了，不愿意吃饭，咳嗽也一直好不了。针对该病儿的情况，我拟了一个小方子：荆芥 8g，黄芩 4g，桑白皮 6g，地骨皮 8g，山药 8g，藿香 6g，炙百部 5g，甘草 3g。2 剂，水煎，两次共煎出 400ml 作为一天的量，服用不拘时，每次也不拘量，一天之内把这 400ml 喝完。

2012 年 2 月 23 日，二诊。这次病儿是被父亲带着来的。这位父亲说病儿吃完两天的药后咳嗽减轻，但夜间仍然高热，最高至 40℃，从开始发热到现在，算来已经 4 天多了，这样下去可如何是好？要不要去输液？爱女心切的父亲明显有些着急。但我必须让自己的心沉下来，继续给孩子望闻问切。值得欣慰的是，孩子的表证经上方治疗已除，脉象由开始的浮转为细数。我一边安慰这位父亲一边在心中给自己鼓劲儿：尽管是高热，但只要我的判断是准确的，就应该大胆用药，接下来用药就该专攻里证滋阴退热了。处方：青蒿 8g，鳖甲 5g，知母 8g，生地黄 8g，地骨皮 12g，白薇 8g，炒莱菔子 6g，陈皮 10g，甘草 3g。2 剂，水煎，按照原方法服用。

这个方子源自清代名医吴瑭创立的青蒿鳖甲汤。我根据这个孩子的具体情况把原方进行了修改，并精选了其他几味退虚热以及健脾理气的药。

我将方子交到这位父亲手中，并说："再让孩子吃两剂药！"但同时我心中也在想：如果服完这两剂药后该病儿的高热还是退不下来，我可

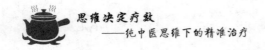

能也真的无能为力了。

2012 年 2 月 28 日上午，这对父女再次出现在我的诊室。看到这个小女孩，还没等把正在看的病人看完，我就着急地冲着这位父亲问："热退了吗？""退了，退了！吃完药就退了！谢谢祁医生！"这位父亲连声答道。随同来的小女孩的小姨也带着自己的孩子来找我看病，并随声说："没想到您开的这点儿药威力这么大！"

病儿这次来是想调理一下大便一直偏干的问题，于是我又给她开了 3 剂调理肠胃的方子。

诊疗思维 本案最终使用青蒿鳖甲汤的着眼点是经过一诊的治疗后表证已除，脉象由开始的浮转为细数，而青蒿鳖甲汤恰恰是养阴透热的经典方剂，方证统一，最终自然就见效了。其实我一直都认为，小儿纯阳之体的特点也可以理解为小儿就是一张白纸，上面怎么画完全在于医生，药用对了，见效往往会比成人更快。

另外，不得不说的是，现在的小孩子都是家里的宝贝，孩子一生病，家长比孩子更着急，恨不得孩子仅吃一次药就会马上好。这个时候，医生很容易被家长误导。前些天我给一个小孩子开了两剂药，结果第二天孩子的姥姥就又领着孩子来了，说这药吃了一天了还不见好转，是不是应该换药了。如果这个时候我意志不够坚定，就极其有可能认为自己开的药真的有问题！但是经过再次诊断后，我坚信自己的方子是没有问题的，让孩子回去继续吃，结果两天后病儿家长过来告诉我病儿真的痊愈了。再比如这个高热的小女孩，当她第二次来诊的时候，如果我被她父亲的怀疑态度所影响的话，或许她就不会这么快痊愈了。

我虽不是专门治疗儿科疾病的儿科医生，但通过治疗不同的儿科疾病，深感责任重大，因为这对一个医生的水平要求更高。另外给小儿治病千万不可大处方，二三十味药地开，这只能说明医生抓不住重点，胡子眉毛一把抓，结果往往什么也抓不到！

痛泻要方加减治疗小儿泄泻

刘某，女，3岁，2012年2月20日来诊。带她来的姥姥向我叙述病情："这孩子腹泻已经一周了，这两天每天都泻七八次，腹泻前闹着说肚子疼，现在大便都成绿水了，这可心疼死我了！"

我在随后的问诊当中还得知，小姑娘已于北京某医院就诊，并服用某药物，具体不详，但是腹泻丝毫没有得到改善，同时又增加了新症状，就是这两天晚上发热，两次测体温都是37.5℃。孩子有病，家长都心急火燎，我一边安抚这位姥姥，一边给小姑娘进行望闻问切四诊。小姑娘腹泻了一周，精神还算可以，但脸色已经蜡黄。腹泻前总是先腹痛一阵，近两天排下的稀便色绿带有泡沫，脉象却是滑数（一般来说，腹泻一周后脉象应该是偏虚的）。我再看她的舌头，舌苔厚腻、色白。整体来看，小姑娘有虚有实，症状存在矛盾之处。我正在心中犯嘀咕的时候，这位姥姥和其他找我看病的一位病人聊上了，中间的一个细节提醒了我。这位姥姥说："这孩子脾气倔着呢，让她吃药她犯起劲儿来能把杯子摔了！"我立马打断她们的谈话，问："这孩子脾气很倔吗？""倔着呢，可爱发火了！"我有一种顿悟的感觉，是孩子家长的叙述帮了我大忙，让我非常自信地确定小姑娘的泄泻应该从肝脾论治，而且要以泻、通、降为主。大凡泄泻，医生治疗时往往采用收敛固涩的方法，这也很有"水来土掩"的意思，也就是说，既然泻就应该堵！而我对这个小姑娘的泄泻的治疗理念却是你泻我也顺着你泻。乍一看这不是越治越泻吗？所以我没有告诉家长我将会用什么思路，避免家长不理解或不配合。

收敛固涩这个思路在临床上的确很常见，我也曾经运用这样的思路治疗过很多病人的泄泻，但这种思路主要是针对一派虚证而言。对这个小姑娘来说，这种思路不适合，因为她平素脾气倔，难免容易肝火偏旺，肝木克脾土，完全可以导致泄泻，所以这个时候应该用泻和通的方法才

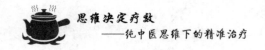

对。这也符合中医"通因通用"的指导思想。另外，我也可以推测出她原来吃的药一定是收敛固涩类的，越收敛则体内郁热越严重，于是就导致了晚上发热。这也就是中医所说的"闭门留寇"。

整个病因病机理清之后，我已经胸有成竹，同时一种医生征服疾病的快感油然而生。我边拿起笔开处方边和这个小姑娘幽默了一句："小姑娘，3剂药我定要拿下你的病！"处方：陈皮10g，白芍6g，炒白术10g，防风5g，炒莱菔子5g，木香4g，地骨皮6g，甘草3g。3剂，水煎服，每日1剂。

之后就没有小姑娘的消息了，我很自信地认为她是痊愈了才没来复诊。后来小姑娘的妈妈带着她来找我治感冒，提起我曾经治疗泄泻的事，果然如我所料，3剂药后病儿泄泻痊愈。

诊疗思维　中医认为，小儿泄泻多因外感风寒或暑热，内伤乳食，而致脾胃运化失常；也有素体虚弱或久病脾虚，中焦运化无力而发病的。中医教材一般将泄泻分为风寒泻、暑热泻、伤食泻、脾虚泻、脾肾阳虚泻等不同的类型进行论治。然而在现实中，我却经常发现病人发病情况变化多端，基本不是教材中那样的套路。这就要求一个临床医生必须学会举一反三、灵活运用。

在本案例中我们可以发现，小儿同样可以出现肝郁，进而郁而化热，甚至影响脾胃功能。这也印证了中医的五行学说：肝在五行中属木，脾在五行中属土，木和土是克与被克的关系，肝克脾就可以导致泄泻。此时采用的治疗方法就应该是疏肝柔肝，同时扶脾。

我在本例中的具体用药思路来源于金元时期名医朱丹溪的《丹溪心法》，我用到了他创立的痛泻要方，该方由白术、白芍、陈皮、防风四味药组成。方中白术燥湿健脾，白芍养血泻肝，陈皮理气醒脾，防风散肝舒脾，四药相配，可以补脾土而泻肝木，调气机以止痛泻。但本案中光这四味药明显是不够的，而且具体药量配比也需要调整。根据该病儿舌苔偏白而厚腻的情况，我特意加入炒莱菔子和木香以理气化湿。为了扶脾，我又特意加大陈皮和炒白术的用量。整体来看，整个组方用药虽少，力虽偏通降，但有攻有守，阴阳相济，最终取得了满意疗效。

小偏方治疗婴儿严重腹泻

案例一：牛某，男，9个月，于2012年6月18日由奶奶和姥姥带着来诊。孩子姥姥向我叙述病情，说4天前不知道是怎么回事，孩子开始呕吐，吃下去的东西基本上都吐出来了，曾去北京某医院就诊，血常规化验结果显示白细胞浓度高，医生的治疗方案是输液3天，同时口服抗生素。昨天，孩子呕吐止住了，但是开始腹泻不止，一天腹泻的次数都数不过来了，大便呈水样。她们心疼孩子，不想再去输液了，经由别人介绍，今天特意来找我治疗。

寒暄过后，我看了某医院专家给开的药，输液用的是头孢菌素类抗生素，口服药中依然有抗生素，另外一种药是地衣芽孢杆菌活菌颗粒。同时，我也看到了化验单上白细胞浓度的确是高出了正常范围。我开始给孩子进行诊察，发现他的脉象细数，双手食指指纹暗淡，同时趁孩子张嘴的时候看到他的舌象是舌淡、苔白。这个孩子经过这几天的折腾，现在已经精神不佳，我抚摸他的额头，感觉已经有发热之象，询问得知，从昨天到今天孩子大便一直清稀并呈青绿色。

从这个孩子的整体情况来看，他已经经不起太大的折腾了，否则可能会出现更加不好的结果。因为该婴儿的白细胞浓度偏高，所以医生同时开具了供静脉输注和口服的抗生素，目前出现这种腹泻不止的现象，从中医的角度来看，恰是因为那些寒凉之品伤了这9个月大孩子的脾胃，病儿舌脉、指纹的表现也恰恰符合我的分析。目前这已经是一个脾胃虚寒的证候了。此时此刻唯有温养脾胃才能缓解他的病情。我开始思考该给他用什么药物，但让我纠结的是，这个孩子太小，再加上这几天不同

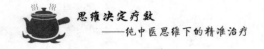

药物的"狂轰滥炸",他已经对药物极其厌恶了,所以开的药再对,他吃不下去也是没用的。

思虑再三,根据病儿的情况我最终决定就地取材,那个专家给他开的药不是有地衣芽孢杆菌活菌颗粒嘛,我就用这个药来做文章吧。我让孩子的姥姥、奶奶回家后先把蒸好的米饭拿出来一些,放在锅里干炒,直到炒黄稍焦,然后研碎成末,与一包地衣芽孢杆菌活菌颗粒混合在一起,加水搅拌后放在奶瓶中喂给孩子喝。孩子需要喝水的时候就只喝这个,这个味道也是香甜的,他应该不会抗拒。同时将成人用的藿香正气水倒出半支的量,加少量水稀释后灌入孩子嘴中。

交代清楚后,我就让她们赶紧回去准备。这时孩子奶奶还挺不好意思,说地衣芽孢杆菌活菌颗粒是其他医生开的药,藿香正气水是自己家里就有的药,这边的药一点也没拿,感觉挺过意不去的。我笑了笑说,别不好意思,治不好病就该我不好意思了!

随后几天就没有这个孩子的消息了。说实话我还真有点担心他到底怎么样了,但是每天的忙碌也渐渐让我把这事给忘却了。直到有一天上午,这三人因为治疗别的病再次出现在了我的面前。她们向我表示感激,说上次孩子吃了我开的药后,一天就好了大半,再经过半天就彻底没问题了。

案例二:2012 年 6 月 21 日中午下班后,我已经洗完手准备去吃饭,这时一个曾经找我看过病的大姐带着一个年轻的妈妈冲进来,这个妈妈怀里还抱着一个 6 个月大的婴儿。这位大姐已经跟我比较熟悉了,所以上来就问:"祁医生,这是我家邻居,你看看这么点儿的孩子你能看不?""这母子俩刚从北京某医院看病回来,这孩子呀,腹泻,拉的全是水!"紧接着孩子的妈妈开始详细向我叙述经过:"孩子拉稀,拉的全是水,纸尿裤都换不过来了。大便的化验结果是白细胞浓度和红细胞浓度都很高,最后医生的诊断是重症痢疾,建议输液治疗。我不想给孩子输液，觉得他太小了，后来医生就给开了药，您看看！"我看到处方上是几种口服的抗生素。其实按照常规，根据他的化验结果，西医就是得用抗生素！

我想起了案例一中那个9个月大的孩子。经过一番望闻问切之后，我发现两个孩子的证候极其相似，只是这个孩子的舌苔稍厚些，同时虚象稍轻。最终综合考量之后，我断定这个孩子的证候是湿滞中焦，但还尚未化热。

我把我的这番理论告诉给这位年轻的妈妈，她听得云里雾里，于是我只好直奔主题："这样吧，先不吃那些西药，今天我先给孩子用一个小偏方，如果今天不见效您再去吃那些西药吧。""藿香正气水，一次喂他一支的1/4，一天喂3~4次。"

第二天，这位年轻的妈妈再次出现在我的诊室，但这次她很高兴，特来向我表示感谢，同时也想知道接下来该怎么办。我知道我的方法已经再次见效，为了让她彻底放心，我建议她带孩子再去化验一下大便。

2012年6月25日下午，我得到反馈，孩子化验结果正常。

诊疗思维 对于腹泻，甚至是比较严重的腹泻，中医中药有着很强大的优势，可谓是简单实用、方便快捷。临证时只要辨证准确，一个小偏方也会发挥惊人的效果。案例一，我判断其他医生用药不当导致小儿脾胃虚寒腹泻不止，于是我采用炒成焦黄的大米来培补脾胃，以纠正用药的过错。饮食本入胃，我就用入胃的大米作为药物，大米炒至焦黄则性质变温以纠正虚寒，况且黄色在五行属土，脾胃在五行亦属土，以土补土，岂不妙哉！

藿香正气水，是宋代《太平惠民和剂局方》中藿香正气散稍加变动而成的中成药，主要由藿香、白芷、紫苏、陈皮、半夏、茯苓、苍术、厚朴、大腹皮、甘草等中药组成，具有解表化湿、理气和中的作用。该药性质偏温燥，寒湿性的脾胃疾病恰恰适用。一名合格的中医要非常清

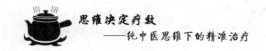
楚一个方子中各个药物的性味归经以及组方配伍特点，还要在临床实践中广开思路，举一反三，这样才能让自己的用药更加灵活。

健脾运脾、滋润通便法治疗小儿便秘

万某，女，4 岁，居住在北京，于 2012 年 2 月 23 日来诊。病儿近两周大便干燥，随之演变为大便困难。这一周的情况更是不好，大便三天一次，且排下的大便是典型的球状，味道极臭。我追问了孩子家长孩子最近是否口渴以及平素饮食情况等，答案是口渴，食欲旺盛。我看她的舌象和脉象，发现舌质偏红，舌苔是典型的花剥苔，脉象偏滑稍数。综合小姑娘的症状表现，我基本判断她主要以实证和津伤为主。

我的治疗思路大致明确，就是以通、泻、润为主，同时考虑到小儿为稚阴稚阳之体，脾胃最易受伤，通泻之法难免会对脾胃造成损伤，所以用药必须要灵活，不能顾此失彼！所以，我在通泻用药的同时加入二陈汤，以健脾理气同时又可化湿。处方：陈皮 10g，青皮 10g，姜半夏 6g，茯苓 10g，白术 10g，枳实 6g，木香 6g，槟榔 4g，炒莱菔子 5g，麦冬 8g，生地黄 8g，甘草 3g。3 剂，水煎服，每日 1 剂。同时叮嘱孩子家长饮食需要注意的一些事项。

2012 年 2 月 27 日，二诊。病儿诸症大为好转，现大便每日 1 次，大便虽已不是球状但依然稍干。另外，舌苔还是花剥苔。我知道治疗已经接近尾声，只是 3 剂药还没有彻底解决问题，这时我应该做的就是"宜将剩勇追穷寇"！在原处方基础上去掉麦冬，加荷叶 5g。3 剂，水煎服，每日 1 剂。

3 剂药后得到反馈，疾病已经痊愈。

诊疗思维　小儿便秘可见大便干硬、难解，或隔 2~3 天甚至更长时间才排便一次，多因饮食不当、乳食积滞、燥热内结或病后体弱不足所致。

由于小儿肠道功能尚不完善，临床一般不宜用峻猛的导泻剂治疗，以防引发肠道功能紊乱。本案病儿便秘，花剥苔，脉象偏滑稍数，提示津液不足兼有明显的热象，故在治疗中采用的是健脾运脾、滋润通便之法。本案处方由二陈汤、木香槟榔丸以及增液汤三个方子加减变化而成。其中二陈汤源于宋代政府编纂的《太平惠民和剂局方》，具有健脾理气、和中化湿的功效；木香槟榔丸源于金代名医张从正的《儒门事亲》，有行气导滞、泻热通便的功效；增液汤源于清代名医吴瑭的《温病条辨》，具有增液润燥通便的功效。

另外，对于小儿便秘，食疗是不可忽视的方法，因为很多小儿常因药味苦而不予配合，这个时候医生就不妨把食疗作为对策。我在临床中经常给病儿家长推荐的简易食疗方法有以下几种。

（1）菠菜汁：鲜菠菜适量，煮汤饮用。

（2）白萝卜汁：萝卜捣成泥状取汁（或用榨汁机取汁），白糖适量，共煮2~3分钟，温服。也可直接用萝卜煮水饮用。

（3）松子仁粥：大米100g煮粥，熟前放入松子仁30g，煮至粥成，加糖食用。

（4）蜂蜜水：蜂蜜30~60g，开水冲服，早晚各1次。

有是证用是方、对症用药治疗小儿嘴唇无名肿痛

高某，男，2岁3个月，居住在北京，于2012年10月17日来诊。孩子的嘴唇红肿外翻，尤其是上嘴唇，眼泪汪汪地趴在妈妈怀里，并不时胆怯而又羞涩地看看身穿白大褂的我。孩子妈妈告诉我，孩子不明原因地出现嘴唇又红又肿，已经将近3天，家长实在想不出是何种原因导致的。孩子不曾被蚊虫叮咬，亦不曾食用毒性食物等，3天来情况越来越严重，从昨天开始已经非常影响进食了，孩子现在只能喝点稀的。孩子妈妈的一番叙述，让我一时陷入茫然，因为通过叙述我似乎根本找不到病因，又谈何下药？这个怪病让我着实感到为难。我观察这孩子的舌

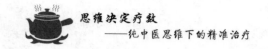
脉，发现舌淡，苔白，脉象稍弱。说实话，仅凭这样的舌脉情况，我似乎同样找不到头绪。但当我想到小儿"肝常有余，脾常不足"时，灵感突然出现，不妨就从脾来论治吧，因为脾其华在唇！思索之后，开出处方：党参10g，白术15g，茯苓15g，佩兰10g，白及8g，忍冬藤8g，蜂房6g，川牛膝12g，甘草5g。2剂，水煎服，每一剂煎2次，共煎出约300ml，不拘时不拘量，一天之内喝完即可。

随后，孩子妈妈前来告知，孩子服用完2剂药后，一切恢复正常，特表示感谢。

诊疗思维 本病例的治疗纯粹是一种尝试性用药，我心中并无把握，但在用药的时候却死死守住了中医的理论基础！

本案病儿舌脉之象表明有脾虚之证。中医认为，脾在体合肉，主四肢，开窍于口，其华在唇，所以运用健脾益气的四君子汤颇为对证。我又根据嘴唇红肿的症状对症用药：用佩兰芳香化湿；用白及收敛止血并消肿，这是我本人在临床当中对于出血、肿胀、溃疡类疾病的常用药；用忍冬藤清热解毒；同时我大胆用上了具有小毒的蜂房以毒攻毒；再加川牛膝引热下行；最后以甘草调和诸药。

我一直认为，中医具体用药时，需要的是一种在继承基础上的创造性思维，如果换作另一个时间、另一个地点、另一个病人，也许就想不出来相同的方子了。

有是证用是方，再根据症状进行对症用药，是我目前在临床用药时的深切体会！

经络辨证治疗小儿下肢无名疼痛

仇某，女，9岁，居住在北京，于2017年8月3日来诊。家长代病儿主诉，暑假去合肥旅游时突然不明原因地出现右腿膝关节内侧疼痛，继而走路时膝盖不能弯曲，逐渐行走困难。家长最初以为孩子是累的，但后来发现问题越来越严重，于是去医院就诊。遵照西医的要求，进行了一系列相关检查，但检查结果显示未见异常。医生给开了一些药，具体不详，但最终也没有让病情得到缓解。现在想寻求中医治疗。现病儿纳差，舌尖稍红，苔稍腻，脉稍弱，左关郁。结合舌脉辨证为肝脾不和，肝经瘀滞。处方如下：柴胡10g，瓜蒌5g，桃仁4g，红花4g，当归8g，酒大黄3g，炒王不留行8g，党参10g，芦根8g，茯苓10g，伸筋草8g，川牛膝10g，生白术10g，甘草10g。5剂，水煎服，每日1剂。

后来家长反馈，病儿服用2剂药后疼痛大减，5剂药后康复。

诊疗思维　这个病例治疗的过程并不复杂，但思考病机的过程却是很考验人的。在临床当中，我一般会使用脏腑辨证，但在这个医案中，经络辨证却大大帮助了我。病儿疼痛位置基本属于足厥阴肝经和足太阴脾经循行所过之处，脉诊左关郁也进一步说明肝经瘀滞，加之病儿平时胃口不好，所以最终辨证为肝脾不和，肝经瘀滞。此时我们又可以想到宋代名医钱乙说的小儿"肝常有余，脾常不足"，所以，最终从肝脾来治应该是很正确的。

在具体用药的时候，我最终选择以具有活血化瘀、疏肝通络作用的复元活血汤为基础方，此方出自李东垣的《医学发明》。这个方子在很多人看来并不是治疗下肢疼痛的首选。因为复元活血汤原是为治疗跌打损伤而设的，作用部位在人的胁肋部，功用就是活血化瘀、疏肝通络。胁肋部位是肝经循行所过之处，所以，在我看来，凡是有血瘀证，同时合并肝经受伤的都可以用复元活血汤。进一步说，如果发现肝经有瘀滞，都可以用复元活血汤，不仅仅是跌打损伤所致的胁肋疼痛。所以，我们在学方子的时候，千万不要学死。再举个例子，张仲景创立乌梅丸的本意是治疗蛔虫病，但是在当今社会很多人肚里已经不长蛔虫了，是不是这个方子就没有时代意义了？其实不然。从深刻的角度来理解，乌梅丸是治疗上热下寒的。所以说，那些上面有热、下面有寒的病人，都可以

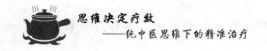
用乌梅丸。另外，中医认为肝主疏泄，肝藏血，肝同时兼顾了气和血两个方面，所以，肝既可以产生气郁也可以产生血瘀，但不管是气郁还是血瘀，我们都可以理解为肝瘀。

接下来，我们来详细讲一下复元活血汤。这里有两个精彩配伍：柴胡配大黄，瓜蒌根配红花。大黄活血祛瘀，柴胡疏肝解郁，一升一降，调畅气机，大柴胡汤中也有相同的配伍。瓜蒌根配红花，主要作用于肝区，此配伍在《续名医类案》中有详细讲解。瓜蒌根在这里有两个作用：第一个作用是清热（血瘀之处，必有伏阳）；第二个作用是入血分，《神农本草经》说瓜蒌根可以消瘀血，续绝伤。我在本方中用的是瓜蒌，瓜蒌具有清热化痰、散结、润肠通便的功效。从作用部位来看，与瓜蒌根相比，瓜蒌作用部位偏于下，复元活血汤原方中用瓜蒌根是因为其作用部位在胁肋部，现在该病儿病在下肢，所以我觉得用瓜蒌更合适。

再看方中的桃仁、红花、当归，它们共同的特点是活血化瘀。活血的同时必须养血，三药中起养血作用的是当归，并让血有所归。临床中有这样的定律：活血时要养血，活血不忘稍清热，止血不忘活血，否则容易闭门留寇。

复元活血汤的原方中使用了穿山甲，穿山甲具有非常好的破瘀通络的作用，但因穿山甲是国家级保护动物，所以我常用王不留行代替。王不留行同样具有通的作用，比如俗有"穿山甲、王不留，妇人吃了乳长流"之语。最后，用原方中的甘草调和诸药、缓急止痛。此外，在复元活血汤原方基础上我增加芦根来清肺胃热，伸筋草舒筋活络，川牛膝活血通经、引血下行，四君子（党参、茯苓、白术、甘草）益气健脾。

这个医案灵活使用了复元活血汤，最终取得了良好效果。这值得我们去思考。

通过本案例我要提醒大家的是，遇到疼痛千万不要忽视经络辨证。当病人说肩膀疼时，我们不要盲目地认为这一定就是肩周炎，否则思路就太狭窄了，我们必须要弄清楚的是，病人是肩膀内侧疼还是外侧疼，疼痛到底是阴经的病还是阳经的病。如果是阴经的病，就要考虑手太阴肺经、手厥阴心包经和手少阴心经的循行路线；如果是阳经的病，就要考虑手阳明大肠经、手少阳三焦经和手太阳小肠经的循行路线。按照这样的经络辨证思路，对于临床上几乎所有肩关节疼痛的病人，我们都可以在其疼痛部位根据经络理论找到循行的经络，再根据经络循行路线所联属的脏腑来判断疾病与哪些脏腑相关。这才是真正的中医辨证思路，而不是见到肩膀疼痛就想当然地认为是肩周炎，见到膝盖疼就想当然地认为是膝关节滑膜炎。

谨遵中医辨证思路治疗小儿鼻衄

唐某，男，5 岁 10 个月，居住在北京，于 2013 年 5 月 15 日来诊。该病儿的主要症状是近一个月来间断性地流鼻血。夜间流鼻血的频率比白天高一些，另外在外力碰撞下更容易流鼻血。除此之外，没有其他明显的规律。鼻血颜色鲜红，舌淡，苔白稍腻，双脉偏滑数。中医认为，肺开窍于鼻，那么关于鼻出血的问题首先就要想到从肺来论治，再结合病儿舌脉的情况进一步判断肺的虚实寒热。处方如下：炙枇杷叶 15g，桑白皮 10g，桑叶 10g，荷叶 10g，茜草 10g，川牛膝 15g，仙鹤草 30g，佩兰 15g，枳实 8g，桔梗 6g，甘草 10g。5 剂，水煎服，每日 1 剂，煎 2 次，共煎出约 200ml，不拘时不拘量，一天内喝完即可。

后来得到家长的反馈，该病儿服用 5 剂药后一切良好。

诊疗思维　本案治疗起效之快使我有些吃惊，因为之前在给某些成年人治疗鼻出血（中医称为鼻衄）的时候，需要的时间往往比小儿长很多。也许小儿属于纯阴纯阳之体，很多疾病易得也易除吧。

从该病儿的舌脉情况来看，他肺有热、脾有湿，于是在用药的时候我特别用到了炙枇杷叶、桑白皮、桑叶、荷叶等清肺降热；仙鹤草和茜

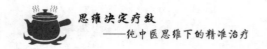

草偏于止血，其中仙鹤草大剂量应用是我在临床当中反复实践后的结果；用到枳实、桔梗、佩兰是为了调节脾胃的升降气机；最后用到川牛膝在于引血下行。全方整体调节肺脾功能而达到了止血的目的。

谨遵中医辨证思路治疗小儿反复性肺炎

2014 年的某一天，一位小女孩的妈妈带着小女孩找我治感冒，特意跟我聊到她女儿这两年来的变化，心中很是欣慰。孩子妈妈说孩子在我的呵护下一直都很健康，已经两年没去过儿童医院了。孩子妈妈提醒我把给孩子的治疗经验好好总结一下，以便更好地帮助其他的病人。临走前孩子妈妈还拿着我的手机给我和小姑娘拍照合影。

我认为，医患之间应该是一种战友般的关系，因为他们共同对付的是同一个敌人，那就是疾病！我每每都会陶醉于这种和谐的医患关系之中，也每每感动于病人对我的种种鼓励，甚至是鞭策。

随后我腾出两个晚上的时间，开始翻阅曾经的病例处方，没想到前前后后竟然为她治疗了半年。

2012 年 5 月 15 日，我第一次见到这个小女孩，她是在肺炎再次发作并在北京某医院治疗几天后才找到我的。她的情况很复杂，治疗的过程也很艰难。小女孩虽然只有 2 岁 4 个月，但从出生到现在一直与医院"打交道"。小女孩在未满月时患上了肺炎，在医院住院接受治疗，住院期间家属也不得探视，出院后症状解除。全家人虽然经历了一段时间的痛苦等待和煎熬，但也算是皆大欢喜了。但随后的情况是，孩子几乎每隔一到两个月就会发作一次肺炎，每次都需要住院治疗或者是在门诊输液将近一周的时间。

2012 年 5 月份的这次肺炎，病儿高热不退，喘息逐渐加重，再次于某医院输液治疗一周后，体温逐渐退下，但是喘息无法制止，最终医院的医生劝其寻找中医治疗，因为能给她用的药都已经用上了，西医的方法似乎已经对她不起作用了。

我见到她的时候，她喘得比较严重，喉间痰鸣音也很粗，舌淡，苔白腻，脉数。我判断该病儿因从小长期使用抗生素等药物，现已后天不足，脾肺功能不太强健，所以抗病能力也是逐渐减弱的。所以，从长远角度考虑，对她的治疗应该是以慢慢的调补为主，但目前本虚标实的症状又让我不得不急则治其标。结合舌脉情况，考虑为肺经有热，以清热化痰为主，方用麻杏石甘汤加减。处方：炙麻黄 6g，炒杏仁 5g，石膏 12g（先煎），桔梗 8g，竹茹 6g，陈皮 10g，荆芥 8g，黄芩 5g，甘草 3g。2 剂，水煎服，每日 1 剂，煎 2 次，共煎出约 200ml，不拘时不拘量，一天内喝完即可。

2012 年 5 月 17 日，二诊。服药 2 天后，喘息声明显减轻，但是咳嗽频繁，舌红，苔黄腻，脉数。处方：桑叶 10g，菊花 6g，佩兰 10g，桔梗 8g，炒杏仁 5g，黄芩 5g，天竺黄 8g，竹茹 8g，瓜蒌 8g，陈皮 10g，甘草 3g。3 剂，水煎服，每日 1 剂，服用方法同前。

2012 年 5 月 21 日，三诊。咳嗽减轻，舌淡，花剥苔，脉稍弱。这时我的心稍稍平复，心想应该是酌情加入健脾益气药的时候了，于是就用二陈汤打底。处方：陈皮 10g，姜半夏 8g，佩兰 8g，荆芥 8g，黄芩 5g，桔梗 8g，炒杏仁 5g，天竺黄 5g，甘草 3g。3 剂，水煎服，每日 1 剂，服用方法同前。

2012 年 5 月 24 日，四诊。小儿因夜间睡觉时没有盖好被子，夜间就开始高热，同时开始有喘声，舌红，苔黄腻，脉浮数。处方：柴胡 12g，黄芩 8g，葛根 15g，石膏 12g（先煎），紫苏叶 8g，桔梗 10g，炒杏仁 5g，山药 15g，炒莱菔子 5g，甘草 3g。2 剂，水煎服，每日 1 剂，服用方法同前。

2012 年 5 月 26 日，五诊。服用 2 剂药后热已经完全退去，但出现剧烈咳嗽，伴随痰鸣音，舌红，苔黄腻，脉偏弱。所有的治疗仿佛又回到了最开始的时候，小儿体质本虚的情况可想而知。于是我下了大不了一切从头再来的决心，根据当时的舌脉情况继续调方。处方：炙麻黄5g，炒杏仁5g，石膏15g（先煎），桔梗10g，佩兰10g，山药15g，炒苏子5g，炒莱菔子5g，陈皮10g，黄芩8g，甘草3g。2剂，水煎服，每日1剂，服用方法同前。

2012年5月28日，六诊。咳嗽已经有很明显的好转，痰鸣音也少了很多，但是孩子饮食一直不佳。舌淡，苔薄，脉稍弱。处方：上方去佩兰、炒苏子、陈皮，加荆芥8g。2剂，水煎服，每日1剂，服用方法同前。

2012年5月30日，七诊。诸症已除，家长很开心，但同时也提醒我说，小儿的肺炎非常容易发作，希望我能再给巩固治疗。处方：荆芥8g，黄芩8g，桔梗10g，炒杏仁5g，橘红10g，山药15g，炒莱菔子5g，竹茹5g，甘草3g。2剂，水煎服，每日1剂，服用方法同前。

2012年6月18日，八诊。小儿近半个月来身体状况很平稳，今天来找我主要是为了给我送锦旗，以表示对我的深深感谢。我当时内心很感动，因为我是顶着很大的压力在给病儿治疗的，在治疗期间孩子家长看到症状反复的时候甚至想再次返回儿童医院住院治疗，但我还是劝其继续接受中医治疗。

虽然接受了病儿家长对我的感谢，但我依然诚实地告诉孩子妈妈，我的治疗还没有结束，因为孩子脾肺气虚的状态还没有恢复正常，这就意味着她再次发作肺炎的可能性依然存在，而且还很大。反复琢磨之后，我开出了处方：党参50g，白术50g，茯苓50g，山药50g，莲子肉50g，白扁豆50g，芡实50g，薏苡仁50g，陈皮50g，百合50g。将这些药物打粉，然后每次一勺，用水熬成糊状，同时可以加一点冰糖，煮熟了给孩子服用。这个方子里面的药绝大多数是药食同源之物，也是我们常用的。这是从清朝宫廷传出来的方子，原名叫作八珍糕，据说慈禧太后经常吃，方子组成是：党参、白术、茯苓、山药、莲子肉、白扁豆、芡实、薏苡仁。我在原方的基础上加了陈皮和百合。

我对孩子妈妈说，将这个方子给孩子连续服用 3 个月，冬至前后再来找我诊治。

2012 年 11 月 6 日，九诊。如我所料，孩子在这几个月当中身体状况良好，没再发作肺炎，舌淡，苔稍厚腻，脉滑。处方：党参 10g，白术 15g，茯苓 15g，枳实 8g，桔梗 10g，山药 15g，炙枇杷叶 15g，橘红 12g，炒莱菔子 6g，栀子 6g，甘草 5g。5 剂，水煎服，每日 1 剂，煎两次，共煎出约 200ml，不拘时不拘量，一天内喝完即可。

随后，这个孩子无论生什么病，家长基本都会找我治疗。孩子妈妈说，在这将近两年的时间内，孩子除了偶有感冒、发热、咳嗽等常规疾病外，严重的肺炎再未发生过，而且身体也逐渐胖乎起来了。

诊疗思维 《颅囟经》中记载："三岁以内，呼为纯阳。"小儿虽为纯阳之体，阳气旺盛，生命力强，但这种纯阳就好似春天初生的嫩芽，虽有生机，却经不起太大的折腾！

在临床当中我发现，凡是从小接受过太多抗生素治疗的小孩体质都不会太好，所以在此我要郑重提醒：小儿的身体伤不得！

本案中我对此病儿的治疗历经半年之久，中间内心的纠结只有当事人才最能体会。在用药思路上我并没有被当时某儿童医院的一摞摞的病例和化验单所吓住，只是谨遵中医的辨证思路，前后变化用方。在最初阶段我主要是以张仲景《伤寒论》中的麻杏石甘汤为基础方，治疗中期将宋代《太平惠民和剂局方》中的二陈汤作为基础方，治疗后期又将宋代《太平惠民和剂局方》中的四君子汤作为基础方。

通过本案我得出几点体会：一位合格且优秀的中医需要一颗强大的内心；中医在诊断疾病时要恪守中医辨证思维；小儿病情变化比较快，用药时要做到灵活多变。

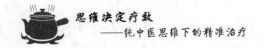
调理肺与大肠功能治疗小儿大面积湿疹

案例一：刘某，男，3个月，于2013年4月17日由妈妈、姥姥和姥爷带来就诊。孩子光光的头上布满了疹子，同时还有因为瘙痒而残留的许多抓痕，情况有些"惨不忍睹"，职业的习惯让我忍不住拿出相机照了两张照片作为临床资料。孩子妈妈告诉我，孩子这个情况已经有将近3周了，刚开始的时候疹子不多，后来逐渐布满全头，现在连前胸部也有了，也去医院看过了，确诊为皮肤湿疹，但治疗却没有效果，后经邻居介绍来找我治疗。一时之间我真有点束手无策。孩子只有3个月大，怎么给药呢？口服？恐怕不太容易！静脉滴注？医院早就用过了，也没效果。孩子姥姥可能看出我有些为难，安慰我说："祁医生，您一定要给我们想想办法呀！"我只好哄着孩子，诊察了他的舌脉情况：舌淡，苔白腻，脉弱。同时孩子妈妈告诉我孩子已经6天没有大便了。于是我决定运用中药外洗的方法。孩子年龄尚小，皮肤比较娇嫩，通过皮肤吸收药物还是可以的。再三斟酌后开出了处方：桂枝12g，白芍12g，浮萍10g，炙枇杷叶15g，枳壳8g，桔梗6g，木香8g，槟榔3g，野菊花15g，蒲公英10g，炒蒺藜12g，甘草10g。3剂，水煎外洗，将煮好的药液倒入澡盆当中，然后再兑入温水，让孩子在澡盆中洗澡，同时用毛巾帮其洗头。一剂药煮两次，每天外洗两次，每次20~30分钟。我将具体的方法详细地告诉病儿家属后，又嘱咐了一些喂养的注意事项。随后这个事情也就这么无声无息地过去了。

直到5月底的某一天，孩子的姥姥找我看病，向我讲述了这个孩子的情况，孩子经中药外洗3天，一切恢复正常。

诊疗思维　中国有句古话叫作"治病不治皮"，是告诉后人皮肤病不好治，而小儿的皮肤病更难治。儿科古称"哑科"，是因为小儿要么不会说话，要么不会叙述病情，儿科疾病在很大程度上全凭医生去诊断和琢磨。

本案例我是侥幸取胜，所以记录下来作为我的病案积累。在本案的分析当中，孩子大便6天不行给我很大的启发。肺主皮毛，皮肤上的问题从肺论治是毫无疑问的，同时肺与大肠相表里，大肠不通，势必会影响到肺主皮毛的功能，所以最终我的治疗思路就死死抓住肺与大肠相表里的关系，重点调节肺和大肠的功能。

调肺，我用桂枝、白芍、浮萍、炙枇杷叶，以调和营卫，促进肺的宣发肃降；理大肠，我用枳壳、桔梗、木香、槟榔，以清理大肠、通腑气。这样上下同治，气机被理顺后，疹子应该就会逐渐消退。最后我又用上了我在临床上治疗皮肤湿疹的专药野菊花、蒲公英、炒蒺藜来治标。

随后不久，我又接诊了一例湿疹病儿，按照同样的思路将其治愈，治疗经过记录如下。

案例二：许某，男，1岁6个月，皮肤湿疹。

一诊处方：桂枝12g，白芍12g，炙枇杷叶15g，荆芥穗12g，浮萍10g，地肤子10g，蝉蜕10g，枳壳8g，桔梗10g，蒲公英10g，甘草6g。3剂，水煎外洗。

二诊处方：桂枝12g，白芍12g，炙枇杷叶15g，桑白皮10g，桑叶10g，地骨皮15g，浮萍10g，地肤子10g，忍冬藤8g，蒲公英10g，皂角刺8g，甘草6g。3剂，水煎外洗。

一周后病儿痊愈。

给小儿治疗皮肤病，我有以下几点体会。

（1）皮肤疾病的中医治疗绝对不可只治外皮，应该明白"有诸内才有诸外"的道理，任何皮肤病尤其是大面积的皮肤病都应该从内而调。

（2）对于较小的病儿，服药困难的，可以采用本案中药外洗的方式。

（3）给小儿看病，对处方药量的把握很重要，外用的药量要大于内服的药量，而对于需要内服的病儿，也要根据其配不配合的具体情况来

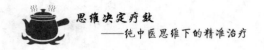
安排用量。我的体会是，如果病儿不太配合，边喝边吐，则用药时药量适当加大，一定要考虑到被浪费那一部分。

（4）诊察小儿，尤其是诊察其舌苔的时候，很多孩子哭闹着不张嘴，怎么办？我的经验是，将奶瓶的奶嘴儿放其嘴边，以引诱其张嘴。

从脾肺论治小儿过敏性咳喘

蔡某，女，4岁5个月，居住在北京，于2012年10月22日来诊。虽然我几乎每天都会接诊病儿，但很多病儿的治疗结果我都无法追踪，该女孩就是如此。后来女孩的妈妈因梅尼埃病找我寻求针灸治疗，并提醒我把为这个女孩治疗的成功案例记录下来，还帮我详细回顾了当时的治疗情况，我这才静下心来翻出曾经的底方和当时的记录。多亏了这位妈妈，否则我又漏掉了一个典型的病案。该女孩活泼开朗、聪明伶俐，但就是时不时地咳上很大一阵子，厉害的时候有点喘，咳得全家人心疼。当时孩子妈妈告诉我，这种情况已经一年多了，在北京某儿童医院被诊断为过敏性咳喘。一年多来，孩子一直服用激素类药物（具体不详）治疗，同时因对某些物质过敏，在饮食上也特别注意。经过一年多的治疗，女孩的病情虽有所好转，但还是不太理想，家长也不想让孩子一味地服用激素类药物，所以希望我能够从中医的角度进行治疗。

我不知道孩子服用的具体药物是什么，也没有看当时的一系列相关检查报告，完全凭借舌诊和脉诊来诊治。小姑娘舌淡，舌苔如地图，脉象稍弱，这样的情况给我的整体感觉就是肺虚加脾虚，因为病久往往致虚，方用玉屏风散、过敏煎、三子养亲汤加减。处方：黄芪10g，防风10g，白术20g，银柴胡10g，乌梅10g，桔梗10g，牡丹皮8g，炒苏子6g，炒白芥子6g，炒莱菔子6g，佩兰10g，甘草5g。5剂，水煎服，每日1剂，煎两次，共煎出约200ml，不拘时不拘量，一天内喝完即可。

2012年10月29日，二诊。服完5剂药之后，情况并没有太大改观，只是脉象较前有所好转，舌象依然是地图舌。我再次斟酌，并不认为方子有什么差错，并坚信只是时机还未到，考虑孩子已经服用大量药性寒凉的激素类药物，于是只在原方基础上加了草果 8g，以温补中焦脾胃。5剂，水煎服，每日 1 剂，服法同前。

2012 年 11 月 5 日，三诊。咳嗽频率已经较前减少，舌淡，苔根稍腻，脉滑。舌苔已长出，看来病儿的肺脾气机已经逐渐恢复，这是很值得高兴的。于是提醒病儿妈妈给病儿停服一切激素类药物，并继续服用汤药。处方：二诊方去牡丹皮。5 剂，水煎服，每日 1 剂，服法同前。

2012 年 11 月 12 日，四诊。诸症已经相对平稳，舌淡，有花剥苔，脉滑，表明有些许热象。处方：守方加减，三诊方加栀子 5g 以清热。5剂，水煎服，每日 1 剂，服法同前。

5 剂药之后，病儿咳喘情况基本消失，考虑到病儿服了这么长时间的药，已经对汤药厌倦，我便停止了汤药治疗，开了一些健脾的中成药善后。

病儿妈妈之所以后来特意向我提起她女儿的病情，是因为最近她带病儿去找了原来为其治病的医院的医生，做了肺功能的相关检查，那个医生对检查结果有些吃惊，因为病儿的肺功能已经基本恢复正常。

诊疗思维　很多小儿被诊断出过敏性疾病以后，即开始服用一些激素类药物，长期服用则形成了满月脸。还有很多病人因为被查出对某些食物过敏，结果就永不再吃这些东西了，其实大可不必！

该病案中的小病人，病久偏虚，所以在治疗时既要祛邪又要补虚。脾常不足是小儿的通性，很多小孩生病之后就会导致脾胃受伤，同时脾和肺的关系在五行当中又是相生的关系，所以"虚则补其母，实则泻其子"的思路必须要在临床用药当中完美体现。

本案中我所用的方子前前后后变化不大，其实在对大多数这样的孩子进行治疗时都要"小火慢炖"，用药千万不可过猛，因为小儿为稚阴稚

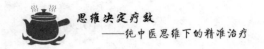

阳之体，用药稍不留心可能就会有很大偏颇。

我的处方主要运用了《世医得效方》中的玉屏风散、当代大家祝谌予所创的过敏煎以及《韩氏医通》中的三子养亲汤，我将三方糅合在一起并进行了加减。其中过敏煎实属对症治疗，而玉屏风散和三子养亲汤则从肺脾的角度对本治疗。

虽然本案最终取得了满意的疗效，但我们还是应该明白，这样的疾病如果进一步发展日久没有得到有效控制，在治疗当中则要进一步考虑从肾论治，因为肺为气之标，而肾为气之根！真正的中医人不可不知！

以导赤散为主方治疗小儿口疮

张某，男，3岁5个月，于2014年2月13日来诊。这个孩子曾被家长带着找我看过病，在我的印象中，这个孩子很能吃肉，曾时不时地找我为其治疗积食。但这次的病情着实有些严重，整个舌头上有好几处溃疡面，嘴唇上也有几处。家长说这个孩子吃饭已经很有问题了，因为一吃饭就舌头、嘴唇疼，大人看着也心疼。我看其舌苔黄腻，双脉滑实，根据他的整体情况我判断这个孩子应该又是因为饮食导致的积热，最终火热上攻出现了口疮。方用导赤散加减，处方：淡竹叶10g，生地黄8g，通草6g，枳壳12g，桔梗10g，佩兰15g，紫苏梗8g，白及12g，生蒲黄10g（包煎），荷叶8g，薏苡仁20g，益智仁10g，川牛膝12g，甘草10g。3剂，水煎服，每日1剂，煎两次，共煎出约200ml，不拘时不拘量，一天内喝完即可。

2014年2月17日，二诊。3剂药后口疮基本痊愈，但现在又出现了咳嗽，舌红，花剥苔，脉滑。处方：枳壳12g，桔梗10g，木香12g，炒杏仁10g，淡竹叶6g，生地黄8g，通草6g，佩兰15g，紫菀12g，款冬花6g，甘草6g。3剂，水煎服，每日1剂，服法同前。

又服3剂药后，诸症皆除。

诊疗思维　小儿疾病的病机在很大程度上分两大类：一是饮食所伤，二是外感风寒。在我临床诊疗的案例中，小儿因积食而导致的疾病占了很大一部分。

在本案当中，我自知该小儿经常吃肉，容易积食，而现在又出现了心脾积热的情况，所以在用药的时候思路已经相对明确了。

具体用药以导赤散为主方（淡竹叶、生地黄、通草、甘草），因该方专为心经火热而致的口舌生疮而设，再加上枳壳、桔梗、佩兰、紫苏梗调节中焦脾胃气机，然后再用上白及、生蒲黄、益智仁等以敛疮收口，最后用上川牛膝引热下行。二诊的时候针对病儿咳嗽的症状，我又着重用到了一些止咳药物。

总之，小儿疾病一般来得快，去得也快，治疗关键就在于是否能够抓住主要病机针对性地用药！

降肺理气通肠法治疗小儿上吐下泻

班某，女，4 岁 3 个月，居住在北京，于 2013 年 10 月 15 日来诊。该病儿来诊时已经明显精神憔悴，不想说话，不想活动，就让妈妈抱着。原来该病儿在一周前出现腹泻症状，后逐渐愈演愈烈，泻如水状，曾去某医院急诊科诊治，被诊断为急性肠炎，医生先是给予具有止泻和消炎作用的好几种西药治疗，但病儿用药两天后不见好转，并开始出现呕吐现象，再次到医院求治，原医生开始进行输液治疗，用病儿妈妈的话说就是"消炎并补水"，但是 5 天过去了，病儿病情依然不见好转。现在病儿已经因上吐下泻而精神不振，几天来食欲也很不好，做父母的很是担心，经朋友介绍特来找我治疗。面对这种已经经过西医治疗但无效的病儿，我一般的思路基本都是不再去关注西医的诊断，而是完全按照中医的辨证思维进行诊治。我察其舌脉情况：舌红，苔腻，右脉上越。因该病儿病情较急，我当时也不能对自己的诊断和治疗有绝对的把握，更何况小儿的病情变化多端，更要求医生不得有丝毫差池，于是我仅开出两剂中药，并告诉孩子妈妈，先吃两剂药看看情况。处方：枳壳 12g，桔梗 10g，木香 12g，藿香 15g，佩兰 12g，艾叶 10g，红藤 12g，火麻仁 10g，炙枇杷叶 12g，姜半夏 8g，甘草 6g。2 剂，水煎服，每日 1 剂，煎两次，共煎出约 200ml，不拘时不拘量，一天内喝完即可。

两天后孩子妈妈如约而至，高兴地说孩子服完两剂药后就不再上吐下泻了，今特来向我表示感谢。

诊疗思维 此病案之所以要记下来，是因为当时我的确也没有想到仅仅两剂药就把病给治好了，但随后整理病案时我又静静地捋顺了一下当时的思路。

按照常理，病情拖延一周应该有体虚病候，这个时候的治疗本应当以补为主，至少是泻中有补，但本案中的病儿患病一周后仍然是一派实象，且右脉上越之势明显，于是我当时就大胆采用降肺理气通肠的思路给予治疗，不想竟然取得速效。

我在本案中所使用的方药也并没有什么基本方，只是在当时情景下根据病儿的具体情况辨证用药，方中枳壳、桔梗、木香疏通上下气机，藿香、佩兰芳香化湿止泻，艾叶、红藤、火麻仁温通肠道，炙枇杷叶、姜半夏降肺止呕，甘草调和诸药。

小儿腺样体肥大的纯中医治疗：避免手术之痛

马某，男，4 岁，居住在北京，于 2013 年 11 月 7 日来诊。这位小病人近段时间总是感觉呼吸不畅，睡觉时打呼噜甚至会被憋醒。这些现象引起了病儿父母的高度重视，于是就带着病儿去某儿童医院进行了系统的检查。鼻内镜示腺样体占了后鼻孔 3/4，诊断结果非常明确：腺样体肥大。该儿童医院给的治疗方案同样非常明确：必须手术治疗。面对手术治疗的方案和将要面临的风险等问题，家人的意见不统一，最终在病儿姥爷的坚持下找到我寻求中医保守治疗。因我曾经用纯中医疗法治疗过多例腺样体肥大的病儿，所以我的建议也非常明确：先用中医治疗，尽量避免手术，如果最终保守治疗无效，再选择手术治疗方案。从这个小孩2岁开始我就几乎成了他的固定医生，我和小孩的家人也比较熟悉，所以我们很快在治疗方案上达成了共识。但是我也让孩子家长做好思想准备：这种病是不可能在很短时间内就治好的。这孩子目前的精神状态等各方面都还可以，只是说话时带着浓浓的鼻音以及明显的呼吸不畅的表情，舌淡，苔稍腻，脉滑。处方：威灵仙12g，青皮6g，射干8g，麻黄6g，枳壳10g，桔梗8g，木香10g，辛夷10g（包煎），炒苍耳子10g，炙枇杷叶12g，木蝴蝶8g，蝉蜕6g，佩兰10g，甘草6g。7剂，水煎服，每日1剂。

2013年11月18日，二诊。孩子姥爷说这十天里孩子晚上睡觉打呼噜的症状明显减轻了，睡觉时也没那么憋气了，但是这几天大便稍干。我又观其舌脉情况：舌淡，苔腻，脉滑。处方：上方去炙枇杷叶，加炒莱菔子10g。7剂，水煎服，每日1剂。

2013年12月3日，三诊。诸症平稳，鼻塞情况较前有所改善，同时夜间有盗汗现象，舌淡，苔腻，脉滑。处方：二诊方加鳖甲12g、白芷8g、通草6g、炒杏仁6g。7剂，水煎服，每日1剂。

2013年12月17日，四诊。诸症较前进一步好转，晚上睡觉时鼾声越来越少，白天鼻塞情况也较前有大幅度改善，舌淡，苔稍腻，脉稍滑。处方：三诊方加紫苏梗12g、橘红15g、竹茹6g。7剂，水煎服，每日1剂。

2014年1月13日，五诊。孩子腺样体肥大的症状都已经消除，咽部检查发现，曾经的硬腭高而窄、腭扁桃体肥大的情况已经不复存在。于是我建议停止治疗，但孩子家长还是希望我最后巩固一下，告诉我这几天孩子有些咳嗽，偶有痰声。舌淡，苔稍腻，脉稍滑。处方：四诊方去

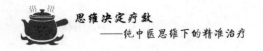

紫苏梗、橘红、竹茹，加芦根 12g、薏苡仁 20g、五味子 5g。7 剂，水煎服，每日 1 剂。

到目前为止，孩子状况一切良好！

诊疗思维 儿童因腺样体肥大堵塞后鼻孔及咽鼓管咽口，可出现睡眠时张口呼吸、舌根后坠、常有鼾声、夜寐不宁等症状。从中医角度讲，腺样体肥大是一个有形之病邪，痰、湿、瘀是其主要的致病因素，这就需要根据病人的个人情况辨证治疗。

本案病儿呼吸不畅，睡觉时打呼噜甚至会被憋醒，舌淡，苔稍腻，脉滑，四诊合参辨证为痰湿痹阻，方用射干麻黄汤加减。威灵仙泻湿祛风、行痰逐饮，青皮、枳壳、桔梗、木香、佩兰等加强化痰祛湿的力度，辛夷、苍耳子通鼻窍，木蝴蝶、蝉蜕清利咽喉。我用单纯的中医疗法为这位病儿断断续续治疗了两个多月，最后收到了比较满意的疗效，也为其避免了一场痛苦的手术。所以，中医的根基一定是辨证，而不仅仅是辨病。

如果说中医治疗疾病如同一场武术竞技，那么它的最高境界即"武"字本身所蕴含的意思：止戈为武。这既是中医治病的思维方式，也是中医带给我们的生活启发！

导赤散合柴胡加龙骨牡蛎汤治疗小儿夜啼

刘某，男，7 个月，居住在北京，于 2014 年 3 月 17 日来诊。这孩子给我的第一印象是应该没有什么太大的问题，但听其父母一番叙述后，我才意识到这个孩子的问题已经不轻了。孩子妈妈说，近一个月来，这个孩子像是中了邪似的，每天晚上睡梦中惊醒后即哭闹不止，很难再次入睡。这情况弄得这对做父母的也每晚跟着睡不好觉，以致第二天的工作不能很好地进入状态。孩子每天晚上醒来啼哭的时间少说一两个小时，长则三四个小时，而到第二天白天的时候，情况又会变得相对平稳。目前已去了北京两家儿童医院，但是治疗效果都不是很理想，现在经别人介绍，找到我希望能从中医的角度治疗。

我听完孩子父母的叙述之后，心里已经基本清晰：这就是中医的小儿夜啼。

我看这孩子面色稍红，精神稍显亢奋；察其舌脉发现双脉滑实，舌淡，舌尖稍红，苔稍腻。斟酌之后，开出处方：生地黄 6g，淡竹叶 8g，通草 6g，川牛膝 10g，地骨皮 15g，柴胡 10g，黄芩 6g，生龙骨、生牡蛎各 12g，枳壳 8g，桔梗 8g，木香 8g，蝉蜕 8g，甘草 6g。5 剂，水煎服，每日 1 剂，煎两次，共煎出约 200ml，不拘时不拘量，一天内喝完即可。

五天之后得到孩子家长的反馈，孩子夜啼症状已经消失，现在每天晚上可以安稳入睡。

诊疗思维 小儿夜啼其实也是一种睡眠障碍，这样的孩子往往是白天一切正常，一到晚上就出现烦躁不安、哭闹不止。经常夜啼不仅会使孩子睡眠不足，生长发育受影响，也会十分影响其父母休息。所以，小儿夜啼并不是小事。本案中的这位小病人舌尖红，烦躁，脉滑实，表明其心经和肝经有热。小儿的生理特点："肝常有余，脾常不足"。肝又与胆相表里，所以当肝经有热时，往往会影响到后半夜的睡眠情况，尤其是子时和丑时，也就是半夜 11 点至 3 点，因为这两个时辰在中医里是胆经和肝经当令。另外，心主神明，当心经有热时，往往也会导致热伏于内，扰动神明，最终使得小儿入夜心烦而啼。

在本案中，我着重用到了两首名方，并将之作为主打方：一个是宋代名医钱乙《小儿药证直诀》中的名方导赤散，一个是张仲景《伤寒论》中的柴胡加龙骨牡蛎汤。

导赤散原方由生地黄、木通、生甘草梢、淡竹叶组成，具有清心利水的作用。本方是名医钱乙为小儿所设，我在原方的基础上加入了 10g 川牛膝，以引热下行，使心经积热能更好地从小便而解，同时又加入了地

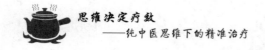

骨皮以清热凉血。

柴胡加龙骨牡蛎汤的原方一共有 12 味药，我在本案的使用中着重运用了原方中的 4 味主药柴胡、黄芩、龙骨、牡蛎，这 4 味药的组合具有很好的和解清热、镇惊安神的作用，其中柴胡和黄芩又偏入肝胆经，与本案小儿的病证刚好合拍。同时我在本方中加入枳壳、桔梗、木香 3 味药，以协助疏导上下气机，使心肝之热有一个很好的疏泄通道。

最后一味难能可贵的药就是蝉蜕了，这味药是我本人非常喜欢的一味动物药，并在肺部疾病以及皮肤疾病中多有使用。蝉蜕味甘性寒，入肝经，具有散风除热、利咽透疹、退翳解痉等作用。这味药可以清肝热，并可以透发郁热外出，与本案中小儿夜啼的病机刚好合拍。其实对于蝉蜕，明代李时珍的《本草纲目》也早有记载："蝉蜕……治头风眩晕……小儿噤风天吊，惊哭，夜啼。"现代药理研究也表明，蝉蜕具有镇静、抗惊厥、解热的作用。

终生难忘的一个病例：小儿严重过敏性紫癜

马某，男，5 岁，居住在北京，于 2014 年 11 月 25 日来诊。该病儿的妈妈也是一位医务工作者，用文字详细记录了病儿求医问药的全过程。在我接手为病儿治疗的过程中，病儿妈妈通过邮件给我发过来她自己所做的详细诊病记录。这将近 5000 字的诊病记录，饱含着一位年轻妈妈对孩子伟大的母爱。因考虑本医案涉及他人隐私，就诊过程原始记录不再一一赘述。

2014 年 8 月 7 日，病儿晨起感觉左侧膝盖下左侧（面积约 1cm×1cm）轻微疼痛，后脚踝处亦痛，再后来疼痛加剧，按之疼痛明显，表皮出现片状紫色红斑，发痒。起初，病儿家长以为此乃蚊虫叮咬所致，未予重视，后来见症状未缓解，便于 2014 年 8 月 20 带病儿就诊于某西医院，医院诊断为过敏性紫癜，予口服抗过敏的西药、清热解毒中成药及外用炉甘石洗剂等对症治疗 1 周，病儿症状缓解不明显。后来病儿多次就诊于某医院中医科，医生四诊合参后辨证为内热旺盛，先后予清热解毒中成药、凉血消斑中成药、汤药及外洗中药，并要求病儿注意少食、忌口，但病儿症状反反复复，未见明显改善。

2014 年 11 月 25 日，病儿家长在同事的介绍下带病儿找我治疗。现病儿左膝关节、踝关节疼痛，并有瘙痒感，遇热明显，有新的斑点出现，两手略肿胀，嘴角轻微溃烂，入睡 1 小时内汗出明显。舌淡，苔稍腻，脉弱。处方：桂枝 10g，白芍 10g，丹参 20g，石菖蒲 20g，紫草 5g，仙鹤草 20g，枳壳 12g，桔梗 10g，银柴胡 6g，乌梅 5g，防风 5g，甘草 10g。7 剂，水煎服，每日 1 剂，煎两次，共煎出约 200ml，不拘时不拘量，一天内喝完即可。无饮食禁忌，并嘱之前药全停。

2014 年 12 月 2 日，复诊。病儿家长说，在服药初期，每次在服药过程中病儿即肚子痛，喝完几分钟后痛感消失；另外，在服药过程中会有明显出汗现象。两三天后情况开始明显好转，关节疼痛彻底消失，7 天后紫斑全消，大便也由近四年来的两天一次变为一天或一天半一次，但嘴角溃烂依然无好转。家长信心倍增，顿觉生活美好了许多！察病儿舌脉情况：舌淡，苔稍腻，脉稍滑。在上方基础上加丝瓜络 4g。7 剂，水煎服，每日 1 剂，煎服方法同上。无饮食禁忌。

2014 年 12 月 10 日，三诊。嘴角溃烂依然无明显好转，其他如上周一样好，没有新发紫癜，饮食较前好转。舌淡，苔薄，脉弦滑。处方：守方加减，二诊方去丹参、石菖蒲，加川牛膝 10g、荷叶 8g、蒲公英 10g。7 剂，水煎服，每日 1 剂，煎服方法同上。其他口头医嘱：无饮食禁忌，服完药后可不再服。

后来家长反馈，疾病治愈。

诊疗思维 这是一篇整理起来耗时很久，到最后又让我泪眼蒙眬的医案，因为病情之严重、复杂与多变，治疗时内心的反复考量甚至是纠

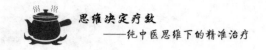
结，只有自己才能深深体会到。作为医生，该病例也是我终生难忘的一个。

没有想到该病儿在一家著名的医院经过多位专家诊治之后，在我接诊时红斑情况依然严重到如此地步，但就是在这样的情况下，我单纯用中药汤剂为其治疗，只用了3周的时间即将其治愈，且随访至今情况一切良好。

很多时候我认为，医生治病需要灵感，就像是艺术家创作一样，只有在那个特定的时间、特定的心境下，才得以在脑海中闪现出那个治疗的思路，也许换了一种心境后，尽管同样是我，开出来的方子可能也是不一样的。

我也应该感谢该病儿家长对我的信任，让我完全沉得下心去放手一搏。所以我经常说，医患之间不是对立的，而是同一个战壕中的战友，他们面对的共同敌人是疾病。或者说，治病就像是过河，而医生所扮演的角色就是那个摆渡人。

在本案中，我前后共诊治了3次。在2014年11月25日的首诊中，我立足于对病儿本身状况的判断，而不是对过敏性紫癜的认知。我认为在该病儿经历了近4个月的"绝食"和不同药物的"攻击"之后，我首先要做的就是帮助其恢复正气，而且我察其舌脉情况是舌淡、苔稍腻、脉弱，可断定其本质当属中气不足、脾胃虚弱，所以用药的思路必须是在培本的基础上再针对紫癜进行治疗。首诊用药选择桂枝汤加过敏煎加减，其中桂枝汤有两个作用，一是调和营卫，二是温养脾胃；过敏煎（银柴胡、防风、乌梅、五味子）属对症治疗；加仙鹤草补虚，紫草凉血，石菖蒲化湿和胃，丹参活血化瘀，枳壳、桔梗调畅气机。首诊取得成效后，二诊时我的信心大增，于是在具体用药的时候基本没有进行太大的改动。三诊时我看其胃气已恢复，才在处方中稍加川牛膝、荷叶、蒲公英等清虚热并引热下行之品。

五味消毒饮合桂枝汤治疗幼儿湿疹

　　白某，男，8个月，居住在北京，于2015年1月26日来诊。孩子由其爸爸、妈妈带着从北京某医院赶过来。孩子患湿疹已经快两周了，用药效果一直不理想。孩子妈妈说上周好像好点了，但本周又严重了，另外，孩子似乎已经对西药很抵触了，所以想来求诊于我。我顿时有点哭笑不得，说："西药吃不进去了，来找中医，中药不是更难喝吗？"做父亲的在一旁恭维我："祁医生，都说您有奇招嘛，也许不用喝药呢。"

　　所以，有些时候中医就是比较被动。当病人来找你的时候往往已经被其他医生治疗一通了，病情也已经变得比较复杂了，而偏偏这个时候，病人对你的期望又很大，所以对你的要求也就更高了。我一直都认为，一个中医师对中医的贡献，绝不仅仅是诊治疾病那么简单，因为中医治病都是一对一的诊疗，即便一位医生不吃、不喝、不睡，一辈子也看不了太多的病人。中医师对中医更大的贡献应该是不断地去推广、弘扬中医，更重要的是，要挺起中医的脊梁！

　　回到诊断治疗上。孩子已被其他医生诊断为湿疹，现在湿疹已经蔓延到头上、身上，遇风加重，孩子还时不时地想用手去挠一挠。孩子面色红润，身上微微发潮，舌苔稍厚，脉象浮数，指纹偏浮，二便正常。除此之外就没有什么可以捕捉的信息了。思考之后，我开出处方：忍冬藤8g，菊花8g，蒲公英20g，皂角刺15g，紫花地丁6g，生白术30g，浮萍6g，地肤子6g，桂枝8g，白芍8g，炒莱菔子10g，甘草10g。6剂，水煎外洗，将煮好的药液倒入澡盆当中，然后再兑入温水，给孩子在澡盆中洗澡，同时用毛巾帮其洗头。一剂药煮两次，每天外洗两次，每次20~30分钟。

　　2015年2月3日，二诊。孩子的湿疹明显比上周好了很多，皮肤也光滑了很多，父母也显得很开心。我观其舌脉情况：舌淡，苔稍腻，脉

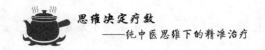
滑数。处方：上方加荆芥 6g、防风 6g。6 剂，水煎。将煮好的药液先倒出约 100ml 用于内服，不拘时不拘量，一天内喝完即可；其余的用于外洗，洗法同上。

随后得到孩子家长反馈，湿疹痊愈。

诊疗思维　湿疹是小儿多发病，是一种由多种内外因素引起的瘙痒剧烈的皮肤炎症反应。患有湿疹的孩子起初皮肤发红，出现皮疹，继之皮肤发糙、脱屑，抚摸孩子的皮肤如同触摸砂纸一样，遇热、遇湿都可使湿疹加重。

本案病儿面色红润、身上发潮、脉象浮数，表明已有湿、热之象；遇风加重表明还有风邪；舌苔偏厚表明还有积食。因此，主要以五味消毒饮和桂枝汤为基础方加减。五味消毒饮是《医宗金鉴》中的一首名方，原方由金银花、野菊花、蒲公英、紫花地丁、紫背天葵子这五味药组成，具有清热解毒、消散疔疮的作用。我在使用的时候，因考虑到目前金银花的价格偏高，所以将金银花用忍冬藤替代，同时也是考虑到忍冬藤又具备了疏风通络的作用。另外，我将天葵子用皂角刺替代，以达到更好的消肿托毒的作用。

本案是皮肤为病，中医认为肺主皮毛，所以本方中我用到桂枝、白芍、荆芥、防风等以调和营卫，促进肺的宣发肃降。方中的浮萍和地肤子实属针对症状治疗，起到熄风止痒的作用。甘草用来调和诸药，同时也有一定的清热解毒的功效。

最后要说的是生白术。生白术味苦、甘，性温，归脾、胃经，小剂量使用具有健脾益气、燥湿利水的作用，此为大部分医者所熟知；而本方用到大剂量的生白术，一是为了反佐五味消毒饮的寒性，二是为了健脾益气、培土生金，因在五行中脾为土、肺为金，肺系疾病从脾论治往往是一个捷径。其实在临床当中，对于成年人，大剂量使用生白术具有很好的健脾生津作用。生白术是治疗脾虚便秘的一味良药，我使用时经常从 50g 起步。另外，很多医家也指出白术可以"祛除腰间死肌"，所以对于一些顽固的、陈旧性的腰痛，同样可以辨证使用。

小儿湿疹海外远程诊疗笔记

2019 年 10 月 11 日早上，我收到一位老病人发过来的求救信息。这是一位阿姨，广东人，曾经在几年前从广州到北京找我看过病。当时我为她治好了肩周炎，同时为她的姐姐治好了偏头痛。两位阿姨一直对此事念念不忘，逢年过节都会向我问候。但这次求救她不是为了自己，而是为了外孙女。她女儿全家在澳大利亚定居，小外孙女刚满 6 个月，出了一身的湿疹，脸上尤为严重，在悉尼当地看诊，用了一些抗炎止痒类的药膏，但病情一直没有控制住。小儿生病，着急的是家长，隔辈亲情那就更不用说了，于是阿姨希望我无论如何要给予帮助，随后给我发了几张孩子湿疹的照片。

虽然是鞭长莫及，但看到孩子患湿疹的脸，真是不忍心不管。于是我拨通对方电话以了解情况，看是否可以获得一些有利于诊断的信息。孩子的基本情况如下：女婴，6 个月，生于澳大利亚悉尼，无家族疾病史，现当地气温为 17~20℃，孩子湿疹严重，以面部为甚，因为痒或者痛夜间经常哭醒，白天情绪也因此烦躁，二便和饮食尚可，舌苔稍厚，脉象无法获取。

因为是远程诊疗，我只能尽可能地多去思考。当地现在的气候大致相当于中国的春季，从中医角度说，应是风木偏盛之季。同时澳洲位于南半球，悉尼又地处澳大利亚的东南沿岸，属于副热带湿润气候，全年多雨，所以除了刚才的风木偏盛之外，还多湿。这大体就要考虑肝和脾这两个脏了，当是风木引动了肝火，同时又脾虚湿盛，湿与热交织在一起熏蒸而导致了小儿湿疹，所以治疗的原则当是疏散风热、健脾利湿、解肌止痒。琢磨之后开出如下方子：淡豆豉 15g，生栀子 10g，柴胡 12g，黄芩10g，野菊花12g，生白术15g，土茯苓20g，忍冬藤20g，白鲜皮10g，地肤子10g，甘草10g。5剂，水煎外洗，将煮好的药液倒入澡盆当中，然后再兑入温水，给孩子在澡盆中洗澡，同时用毛巾帮其洗头。一剂药煮两次，每天外洗两次，每次20~30分钟。具体操作是：将一剂药放置于药锅中（可以选择一个稍大的药锅），加满水，静泡20~30分钟后大火煮开，再改小火煮15分钟，然后将药液倒入盆中，根据倒出的药液量再兑入适当温水。药渣可以留在药锅中第二次用。洗后直接擦干，不再冲洗。

收到处方的当天，病儿家属就在悉尼的中药房买到了药。

第二天，这位阿姨就给了我反馈，说洗了两次之后，湿疹虽依然存在，但皮肤已经很光滑滋润了。我嘱咐其继续外用。

2019年10月13日，阿姨发来信息说，孩子脸上和身体已经不再外渗液体了，而且之前的湿疹已经结痂，但结痂后皮肤显得很干，问我怎么办。同时孩子用中药外洗两天后明显没有那么烦躁了，睡觉也好了很多。我回复：继续外用；皮肤干可以用点小儿润肤霜外擦；药煮好后，留出一点，让孩子能喝点就喝点；皮肤结痂是逐渐向好的标志，痂退了就会好了。

接下来的情况一天比一天好，到用完药的时候，对方发来信息说已经基本痊愈。又过了一天后，阿姨反馈已完全恢复如常。

诊疗思维 小儿湿疹，西医往往是针对症状治疗，以外用药物为主，如果合并有感染的话会用抗生素。但总体来说，西医治疗小儿湿疹的优势并不大，况且外用药物大多以激素类药物为主，小儿不宜长期使用。

在中医看来，病名只是病名，用药的依据一定是辨证论治，然后兵来将挡，水来土掩。本案中该小儿只有6个月，内服用药不太方便，所以我选择了外洗的方法。另外也是考虑到我毕竟没有面诊，所以药物外用会比内服更安全。

整张方子的用药思路是抓住"肝+脾+心+症状"这四个方面。其中，柴胡、黄芩、野菊花疏散肝经风热，同时又清热解毒；生白术、土茯苓、甘草健脾渗湿；淡豆豉、生栀子合在一起为栀子豉汤，具有清心除烦、安神的作用。中医认为"诸痛痒疮，皆属于心"，所以对于又痛又痒的皮肤疾病应该考虑从心论治。最后忍冬藤、白鲜皮、地肤子属于对症治疗，以求起到疏风止痒的作用。

清肝明目法治疗小儿迎风流泪

张某，女，5岁，居住在北京，于2015年3月16日来诊。当这个小姑娘被妈妈带着来到我面前时，泪眼婆娑的，我还以为是闹什么情绪了。后来经过她妈妈的叙述我才得知，孩子近两周来一直都容易流眼泪，而且在户外遇到有风的天气时流泪就更加明显。因为流眼泪时孩子总是要用手去擦或者去揉，眼睛现在看起来也显得有些发红。我为其诊断时，孩子很配合，大概她内心深处也是渴望着能够赶紧好起来，还自己一个清亮的世界吧。我察其舌脉情况：舌尖及两侧红，舌体稍胖大，舌苔稍厚腻，脉象偏滑、数弦。处方：枸杞子8g，菊花8g，密蒙花8g，炒蒺藜6g，荆芥穗5g，淡豆豉10g，栀子8g，连翘8g，鸡屎藤30g，枳壳10g，桔梗6g，甘草10g。5剂，水煎服，每日1剂，煎两次，共煎出约200ml，不拘时不拘量，一天内喝完即可。

随后这个小姑娘的邻居来找我看病，向我反馈说这个小姑娘吃完药之后眼睛就不再迎风流泪了，全家人都很高兴。

诊疗思维 该病案在具体诊断方面，并不是太大的难题，关键在于具体用药时，医生要尽可能地做到面面俱到。

我经常听到一些病儿家长说，在找我治疗之前，孩子其实已经看过好几位中医了，也吃了很多天中药了，不但疗效不是很明显，还出现了一些新问题，于是逐渐就对中医失去信心了。后来是经某某人的推荐才

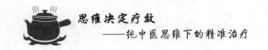

找到我再试试的。每每这个时候我总是会鼓励病儿家长说："如果我也没能治好病，那您可以对我失望，但请不要对中医失望。"

回到该病例中来，我的诊断思路是：小儿本身的生理特点就是"肝常有余，脾常不足"，所以比较容易肝火上炎。中医又认为肝开窍于目，于是当肝火上炎的时候，小儿就会出现眼部的疾病，比如有的孩子眼屎过多，有的孩子结膜发红，而本案中的这个小病人则表现为迎风流泪，因为风在五行中属木，木又刚好应肝。孩子的舌脉情况也与以上的判断相吻合，所以在治疗上就要以清肝明目为主。但对于小儿来说，当肝有余时往往脾胃功能会受影响，所以在本案中孩子的舌体稍胖大，舌苔稍厚腻，脉滑，在用药的时候不可苦寒，否则会进一步伤及小儿脾胃。

本案处方中，枸杞子和菊花是一个经典的药对，再加上连翘，既可以清肝明目，又可以滋阴降火。但本案中枸杞子的用量不可过大，否则会过于滋腻而有碍脾胃运化。密蒙花、炒蒺藜、荆芥穗是对症治疗，可以起到明目退翳而又疏风解表的作用。本案中不用荆芥而用荆芥穗是为了更好地引药上行，以治疗眼部疾患。淡豆豉、栀子这两味药来自医圣张仲景的栀子豉汤，既能解表又能清热而不伤正气，其中栀子泻热除烦、降中有宣，淡豆豉升散调中、升中有降。鸡屎藤、枳壳、桔梗、甘草则既可以调节中焦升降，又可健脾消食以保护脾胃。

我在组方时尽可能做到了面面俱到，故最终取得了满意的疗效！

从肝经论治小儿睾丸鞘膜积液

李某，男，4 岁 11 个月，居住在北京，于 2014 年 6 月 30 日来诊。该病儿的家长拿着在北京某儿童医院的诊断结果找到我，我一看，诊断明确：左侧睾丸鞘膜积液。

西医的治疗方案是建议手术，因为孩子左侧的睾丸的确比右侧大太多了，但孩子家长实在是不希望孩子接受手术治疗，所以找到我希望能够保守治疗。我详细询问病情之后给出的答复是：先用中药保守治疗，如果治疗无效，就另请高明或者是选择手术治疗，但前提条件是家长必须要做通孩子的思想工作，坚持一段时间每天服用汤药。

我诊其舌脉情况是：舌淡，苔稍腻，舌根部苔偏厚，脉偏滑。处方：葛根 30g，薏苡仁 20g，乌药 10g，冬瓜子 20g，小茴香 8g，泽泻 12g，荔枝核 8g，升麻 3g，柴胡 8g，皂角刺 15g，川牛膝 12g，狗脊 8g，蜂房 5g，甘草 10g。7 剂，水煎服，每日 1 剂。

2014 年 7 月 15 日，二诊。目视左侧睾丸较前并没有变化，只是舌苔较前有所好转，舌淡，苔稍腻，脉偏滑。我鼓励家长及孩子继续服用汤药。处方：上方加黄芪 20g、柴胡 8g、知母 10g、川楝子 4g。7 剂，水煎服，每日 1 剂。

2014 年 7 月 25 日，三诊。孩子的妈妈说经过三周的治疗后，孩子左侧的睾丸较以前有所减小，而且身体整体情况也较前有所改善。这个结果增强了我们双方的信心，于是决定沿着既定的道路继续向前推进。舌淡，苔稍腻，脉偏滑。处方：二诊方加王不留行 8g。7 剂，水煎服，每日 1 剂。

2014 年 8 月 25 日，四诊。孩子因需要外出，所以间断服用三诊方大概半个月，目前左侧睾丸又有了明显的改善，现舌淡，苔薄，脉滑。处方：三诊方去知母，加枳壳 12g、白芍 10g、泽泻 15g。7 剂，水煎服，每日 1 剂。

2014 年 9 月 1 日，五诊。现双侧睾丸的皮色已经基本相同，在目视情况下，只是左侧较右侧稍大，孩子近日口腔内生几处溃疡，舌淡，舌尖红，苔腻，脉滑。处方：淡竹叶 6g，荷叶 6g，通草 4g，柴胡 8g，枳壳 10g，白芍 10g，乌药 8g，小茴香 8g，泽泻 15g，荔枝核 15g，升麻 5g，桔梗 10g，蜂房 6g，皂角刺 20g，王不留行 6g，川牛膝 20g，甘草 10g。7 剂，水煎服，每日 1 剂。

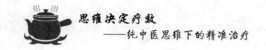
2014年9月9日，六诊。现目视左侧睾丸已经基本恢复正常。我提醒家长继续巩固治疗一周，之后去西医院复查。舌淡，苔稍薄，脉滑。处方：四诊方去王不留行，通草减至3g。7剂，水煎服，每日1剂。

随后得到病儿家长反馈，一切恢复正常。

诊疗思维 睾丸鞘膜积液，此病诊断不难，西医多采用手术治疗，但术后并发症较多，比如由于阴囊皮肤表面全是皱褶，给术前消毒和术后护理造成很大困难，手术后极易发生创面感染。

睾丸鞘膜积液相当于中医学的"水疝"，临床表现为阴囊的一侧或两侧肿大如水晶、下控睾丸、上引小腹、瘙痒流水，亦可见阴囊红肿、小便短赤等。

在对本案的治疗中，我认为小儿的体质本身具有"肝常有余，脾常不足"的特点，而足厥阴肝经的循行路线恰恰"环阴器，抵小腹"，加之病儿舌淡、苔稍腻，尤其舌根部舌苔偏厚，脉偏滑，表明此病为厥阴肝经之脉寒湿或湿热郁结不得疏利所致。

在具体用药中，我先后用到了《伤寒论》中的四逆散以及《医学发明》中的天台乌药散，然后根据病儿的具体情况加减用药。为了祛除体内痰浊，我用到葛根、薏苡仁、冬瓜子以求升清降浊；用少量升麻以求升中有降、降中有升；用皂角刺、荔枝核、川牛膝以求直达病所对症治疗；蜂房是一味不可多得的好药，名医朱良春老先生曾对这味药大加赞赏，蜂房味甘，性平，归胃经，具有很好的祛风、攻毒、杀虫、止痛、抗过敏的作用，我本人在治疗疮疡肿毒、乳痛、瘰疬、风湿痹痛、牙痛、咳嗽等诸多疾病时都会运用到这味药。

本病的治疗耗时相对较长，需要病儿及家长都要有一定的耐心和坚持下去的勇气，否则就会前功尽弃。

治病必求其本：对复发性口腔溃疡的治疗

张某，男，9岁，居住在北京，于2015年2月9日来诊。这个孩子来找我的时候，舌头已经疼得几乎不能吃饭、不能喝水，就连说话都不利索了。我忙让他伸出舌头来给我看看，其溃疡面之大都让我有些吃惊于这孩子的忍耐力。孩子奶奶告诉我，虽然这孩子只有9岁，但已经被口腔溃疡折磨很多年了，疾病总是反复。虽然中间也四处求医诊治，但却始终没能控制住口腔溃疡的发展趋势。我开始为孩子详细诊察：舌头的溃疡面很大，溃疡面周围呈淡白色，舌尖及舌两侧偏红，舌苔偏水滑，双寸脉上越，关尺部不足。处方：淡竹叶5g，荷叶8g，生地黄6g，淡豆豉15g，栀子5g，生蒲黄10g（包煎），白及5g，川牛膝20g，枳壳12g，桔梗10g，鸡内金10g，鸡屎藤30g，甘草10g。7剂，水煎服，每日1剂。

孩子吃了一周的中药后，溃疡面部分愈合，已经能够正常吃饭了。但我告诉其家长，这并不意味着治疗已经结束，还需一段相对较长的时间去调理脾胃。于是我又用了将近两个月的时间为其调理脾胃，作为善后。

2015年国庆节后我又见到孩子家长，得知孩子的情况一直良好，没有再次发生溃疡。

诊疗思维 很多人认为口腔溃疡就是"上火"导致的，于是就用清热解毒药去治疗，甚至有很多的西医医生一看到口腔溃疡就信手给病人开清热解毒的中成药。口腔溃疡，尤其是反复性的溃疡，一定是"上火"导致的吗？我举一个简单的例子来说明这个问题：一张纸，可以用火烧毁，这个时候当然要去灭火，这就如同我们吃清热药泻火；同样的一张纸，也可以用水浸泡直至破烂，这个时候还去灭火吗？

中医认为，脾主运化水湿。也就是说，当人体内有水湿的时候，脾就会进行合理地疏导，该利用的利用，该废弃的就在肾的帮助下排泄掉。

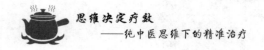
如果脾虚，脾的功能不强健了，它就不能很好地运化水湿了，水湿就会积存在体内，反过来也会使脾更虚。舌头在这种"水湿泛滥"的环境中长时间地浸泡，同样会发生溃疡。

那为什么很多人在口腔溃疡的同时会出现类似口渴、嗓子疼等"上火"的症状呢？我的回答是：湿郁化热。湿郁了怎么还会化热呢？我再来举一个生活中的例子：我们洗过衣服后往往会马上把它晾起来，但如果我们把湿衣服团成一团后就那么放着，过不了多久里面就会发热。这也是生活中湿郁化热的道理。

通过以上分析，我们可以知道，有些时候口腔溃疡的热只是表象，湿是病因，脾虚才是病根。治病必求其本，这种情况从脾来治才是治本，一味地用清热药其实就是雪上加霜，会让脾更虚，于是病情也就缠绵反复。

在本案中，从舌尖及舌两侧偏红、舌苔偏水滑以及溃疡长久反复发作的特点来看，病儿已有很明显的脾虚之象，又因这个孩子从很小的时候就开始发病，久病多虚，所以在后期的治疗中也应该兼顾肾。舌尖及舌两侧发红，说明已经出现了热象，也就是我上面叙述的湿郁化热的证候。在治疗上，因为这个孩子的溃疡面很大，所以当务之急就是赶紧促使创面的愈合，然后再针对脾虚的病根慢慢调理，所以我在孩子用药一周后又连续调理了两个月才算收工。

本案处方，我首先用到的是宋代著名儿科名家钱乙所著《小儿药证直诀》中的导赤散，主要是为了对付积热，以求迅速缓解小儿的痛苦症状。接下来就放在疏理中焦气机上了，我用到了枳壳、桔梗、鸡内金、鸡屎藤等，只有气机舒畅了，体内积热才能有很好的上下出路，同时又可健脾化湿从本治疗。最后我又用到了在临床当中我经常用到的两组药对：白及和生蒲黄、荷叶和川牛膝。这两个药对一是为了收敛消肿生肌，二是为了引热下行以促热从小便而解。

等一周的药起效后，孩子能吃饭了，创面也逐渐愈合了，再继续针对脾虚之本灵活调理。

近几年来，我治疗了太多反复性口腔溃疡的病例，尽管每个病人的具体情况有所不同，处方用药也有很大的差异，但本质上都有脾虚甚至是肾虚的情况，于是在治疗时首先用药控制表象，以减轻病人的疼痛，继而从脾肾入手从本论治。

另外我在临床中，也的确见到一部分人的口腔溃疡和家族遗传有很大关系，很多时候家族中好几代人都会有反复性的口腔溃疡。对于这种情况，我认为完全治愈的可能性不大，但通过治疗往往能够减少病人发病的频率。

最后，再附两则我曾经治疗过的典型案例。

附案 1　赵某，女，33 岁，居住在北京，于 2014 年 6 月 18 日来诊。该病人也是患有复发性口腔溃疡，平均 20 天左右复发一次，舌质暗，苔稍腻，脉滑。在治疗时我用的是甘草泻心汤加减，主方为：甘草 20g，姜半夏 10g，黄连 5g，黄芩 10g，党参 30g，芦根 10g，川牛膝 20g，淡竹叶 5g，白及 10g，益智仁 12g，生蒲黄 10g（包煎），丹参 15g，白豆蔻 15g。治疗的本质其实也是调理脾胃中焦。最终经过将近两个月时间的治疗，病人痊愈，且随后的一年之内也没再发作口腔溃疡。

附案 2　彭某，女，41 岁，居住在北京，于 2012 年 11 月 27 日来诊。该病人患复发性口腔溃疡七八年，近一年加重，并伴随经常咽痛，舌尖红，苔黄稍腻，脉弱。我当时诊断为本虚标实的证候，处方：陈皮 15g，桔梗 10g，玄参 12g，黄柏 20g，炒苍术 30g，白术 20g，川牛膝 30g，荷叶 15g，益智仁 15g，白及 12g，胡黄连 12g，射干 10g，佩兰 15g，甘草 10g。5 剂，水煎服，每日 1 剂。

2012 年 12 月 3 日，二诊。溃疡较前好转，舌淡，苔黄稍腻，脉稍弱。处方：初诊方加茯苓 15g。5 剂，水煎服，每日 1 剂。

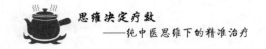
2012 年 12 月 11 日，三诊。溃疡整体较前好转，但又新发一处溃疡，舌淡，苔稍腻，脉稍弱。处方：二诊方去茯苓，加冬瓜子 20g、蜂房 6g。5 剂，水煎服，每日 1 剂。

2012 年 12 月 19 日，四诊。新发的溃疡创面没再继续扩大，舌淡、苔稍腻，脉稍弱。处方：三诊方去陈皮、桔梗、玄参、冬瓜子，加生蒲黄 10g（包煎）、仙鹤草 30g、肉桂 2g。5 剂，水煎服，每日 1 剂。

2012 年 12 月 26 日，五诊。诸症平稳并好转，各创面基本全部愈合，舌淡，苔白，脉稍滑。处方：四诊方加茯苓 15g。5 剂，水煎服，每日 1 剂。

随后回访 2 年内未复发。

最后，我想提醒的是：治病必求其本，不可只看表象！

紧扣中医理论，辨证治疗"啃咬症"

陈某，男，9 岁，居住在北京，于 2015 年 7 月 21 日来诊。从孩子奶奶的叙述中，我得知这个孩子在两个月前开始出现了一些稍显反常的表现，比如爱抓一些东西，或者是在睡眠中突然大叫等，然后在近一个月内非常喜欢啃咬自己的衣服，自己也不能控制，经常把自己的衣服咬得全是窟窿。今天这个孩子还特意穿着一件已经被自己咬得布满窟窿的衣服来见我。当时我的第一反应是，这孩子该不会是多动症吧，因为我接触过一些多动症的病儿，他们有时也会有类似这样的反常表现，但随后我发现这个孩子除了咬衣服之外，不具备多动症的其他任何表现。他可以很斯文地坐下跟我聊天，对我的问题回答自如，还能面带微笑，同时面部表情非常正常，没有任何挤眉弄眼等不良的表现。我又看了看被他咬成这个样子的衣服，于是就权且把这个病命名为"啃咬症"吧。

孩子奶奶曾怀疑他牙齿出了什么问题，也曾带他去牙科检查过，结果没有发现问题。我看这孩子也已经换过新牙了，牙齿也长得不错。

孩子奶奶说："是不是有什么邪性的东西呢？"我笑了笑说："既然来看医生了，就别想那些邪性的事了。"

我给孩子诊察之后，发现孩子精神正常，二便正常，睡觉稍晚，舌尖稍红，苔稍腻，脉偏滑数，其他并无太大异常表现。我决定先开一周的中药，并嘱祖孙二人下周来找我复诊。处方：淡竹叶6g，通草3g，栀子10g，淡豆豉15g，蝉蜕6g，龙骨15g（先煎），牡蛎15g（先煎），白术40g，鸡屎藤20g，甘草10g。7剂，水煎服，每日1剂。

一周之后，我并没有见到这个孩子。又过了将近一个月，孩子的奶奶来告诉我，孩子吃到第5剂药的时候，不再咬衣服了，至少能自己控制住了，加上家长的告诫，情况一直都很好。

诊疗思维 说实话，这种病我是第一次见到，也没有什么可以参考的案例，只能基于我对该病情的中医判断而最终将其治好。从中，我也获得了一些思考。

首先，一定要紧紧地扣住中医基础理论去辨证思考，不要被西医病名或者不知名的怪病所束缚，只有这样才能捋出相对清晰的中医思路来。

其次，我根据孩子的舌脉情况以及其他表现判断其为心脾积热。中医认为心主神明，心有热则会神明不安，脾开窍于唇，脾有热也往往可以表现为嘴唇周围的病变，只不过这个孩子的表现形式有些特殊，是以喜欢啃咬东西为特点。在具体的用药中，我将张仲景《伤寒论》中的栀子豉汤以及钱乙《小儿药证直诀》中的导赤散作为基础方进行加减。栀子豉汤由栀子和淡豆豉两味药组成：栀子味苦，性寒，泻热除烦，降中有宣；淡豆豉体轻气寒，升散调中，宣中有降。二药相合，共奏清热除烦之功。导赤散原方由木通、生地黄、生甘草梢、淡竹叶组成，具有清心养阴、利水通淋的作用。本方的特点是甘寒、苦寒相合，以滋阴利水为主，但滋阴不恋邪，利水不伤阴，泻火而又不伐胃。龙骨、牡蛎二药是我经常会用到的一组药对：龙骨质体重坠，为化石之属，功专平肝潜

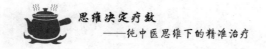
阳、镇静安神、敛汗固精；牡蛎质体沉重，为贝壳之类，功擅敛阴潜阳、化痰软坚。二药伍用，可以相互促进，益阴潜阳，镇静安神，软坚散结。蝉蜕一药可以疏散风热、息风止痉。小儿不正常的动作等往往是因风而致，所以蝉蜕这味药是我经常会用到的。最后，我又用到白术和鸡屎藤这两味药来健脾化积。

　　虽然写了这篇医案，但我必须要说明的是，不是所有孩子的啃咬行为都是病态。比如很多两岁之内的孩子喜欢咬手指，有的甚至会扳起自己的脚丫来啃，还有的宝宝不管是毛巾还是被角都喜欢往嘴里塞，而家长对于孩子的这些"坏毛病"经常是管也管不住。其实这些往往属于孩子的正常行为，因为处于婴幼儿时期的孩子需要大量的触觉刺激和口欲的满足，所以他们喜欢咬手指、啃被角，甚至有的还要啃脚丫。另外，在长牙期，孩子也往往会因为牙龈发痒而喜欢咬一些东西，但如果啃咬的行为过于夸张或者是频繁的话，就应该考虑是否属病态了。

谈医说药

学医必须明理，用药必须有据。这也是一名临床医生需具备的基本功。

你是在求医还是在求药

经常有人向我求医问药或者是远程咨询，问我高血压应该吃什么药，腹泻应该吃什么药，头痛应该吃什么药。面对这样的一些问题，我总深感无奈，因为中医往往不会盯着一个所谓的病名去治疗，而是要根据病人的气血阴阳现状来具体分析治疗。换句话说，中医治病是典型的个体化治疗，一切要以望闻问切、理法方药为指归。然而现在的很多人只求药，不求医。殊不知，药只不过为医者之所用，而一个真正的医者，给病人开的不仅仅是药，而是方子，有时候甚至是要为病人的人生指明新的方向。况且单就用药治疗而论，同样的病名下不同的病人有不同的情况，同一味药又可以治疗不同的疾病，一切都要以病人具体的病情而论，岂会有一个放之四海而皆准的药方呢？

真正的医者，在诊疗过程中不是在看病，而是在看人。如果你把人的器官看作是流水线上一个个的零件的话，那就缺失了人文关怀；如果你把医生看作是流水线上一个个的工人的话，那就缺失了对生命的敬畏。只有当一位对生命珍爱的病人找到了一位对天地、生命都敬畏的医者，才有了真正的医疗。真正的医疗往往从医患见面时就开始了，药只是整

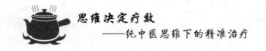
个诊疗过程中的一部分而已。

所以，要真正医好病，一要看医生是否真正具有身心同治的能力，二要看病人内心深处对生命的认知程度有多深。有时候，如果病人不求医只求药，就算药有了或许也是没有用的；有时候，如果求对了医，也许就不必再用药。因为真正的医疗，从医患见面时就已拉开了序幕，这个序幕便是彼此的沟通。医患之间真正的沟通不仅需要环境、心境以及时机，更需要彼此脱下罩在身上的社会外衣，放下自己的面具，然后进行一次深刻、纯洁的灵魂碰撞。这是深入自己内心世界的开端，也是尊重生命、敬畏生命的开始。这种真正的沟通奠定了真正治疗的基础。

一位优秀的医生，治病时靠的绝不仅仅是药物，医生的语言、智慧以及整个气场都会是治病的工具。所以，诊病的过程也是治病，医嘱也可以成为药物。

求医的过程中，关键的一步是诊脉。我总认为，真正的诊脉应该是：医者心境清明、心性清透，并怀一片慈悲之心去用三根手指感应病人全身一气周流的变化或趋势。是的，要去感应，不仅仅是感受，因为医者摸的不仅仅是脉，而是对方整个生命的气息。所以《黄帝内经》说："持脉有道，虚静为保。"

接下来是四诊八纲之后的遣方用药。我们总说"用药如用兵"，一张方子也许就是医者的兵法布阵，兵非向导不达贼境，药非引使不至病所。一张方子中的每一味药都有它独特的作用范围，一位优秀的医者应当熟悉自己所用药物在人体中如何发挥作用。一张好的方子并不是药物的累积，而是医者的智慧。

所以善用药者，应该把自己的医疗技术和职业素养都糅进方中，因为一张好的方子渗透着一位医者在治病过程中的思想、价值观、灵感、修为以及精神境界。

除了开方，有时还需要用针。人体的每一个穴位都吸纳或汇聚着流经到此的经脉所带来的经气。针灸医师的水平就取决于自己对经脉和穴位独特作用的领悟程度，对病人身体、心灵和精神层面的理解程度，以及运用针刺的方式让病人得到恰到好处的治疗的程度。所以善用针者，应该持心端正，针下有正气和慈悲，因为针不仅仅是导引气血的媒介，好的针法更应该体现出医者所传递的一份真心。

真正的医者，应该善于调和上下，沟通表里，引病人自身之热推动其自身之寒，导病人自身之实来补其自身之虚，或升清以助降浊，或降浊以助升清。一次好的诊疗，医者不仅能让病人之身躯得到救治，更能让病人之灵魂变得礼让而谦虚，因为对于医患双方而言，皆唯虚方能容。

所以，对于医者而言，行医应该是感悟厚重生命的过程，诊疗应该是品百味人生的方式。

行医，如饮一杯清茶；行医，当有一颗静心。

我诊治糖尿病的思路

我的病人群体中有一些是糖尿病病人，他们在维持了一段时间的中医治疗后，身体状况还算可以。基于对糖尿病的认识以及对糖尿病的治疗体会，我谈谈个人看法。

来找我治疗糖尿病的病人，往往都是经过西医明确诊断的，也往往经历了一段长时间的西医西药的治疗，但自我感觉效果不明显或者不理想，希望我采用中医的方法进行诊治。所以这类病人在找我看诊的时候也会很明确地告诉我他们目前正在服用的西药，以及每天注射的胰岛素的剂量。

另外，来找我诊治的糖尿病病人，大抵也是怀着对我的信任以及对中医的深切希望。

为什么胰岛素也没能把血糖降下来呢？为什么很多人的血糖降下来之后出现了很多不良的表现呢？为什么"管住嘴、迈开腿"依然没有起到很好的辅助作用呢？这些问题在我给病人治疗的过程中常常会浮现在脑海中。我在大学读书的时候，教科书上明确指出消渴病人的典型特点是"三多一少"，即多饮、多食、多尿、消瘦，但我所见过的很多糖尿病病人却是身体肥胖的。所以我一直都认为，西医的糖尿病不能和中医的消渴直接画上等号，古人对于消渴的认识以及所采用的清热养阴法未必适用于糖尿病，至少不完全适用。

还有些病人常年服用六味地黄丸来降血糖，结果非但没有把血糖降下来，反倒因为该药的滋腻性把脾胃给伤了。

其实对一切疾病的治疗，都需要在人体免疫力的基础上进行。这个免疫力，中医称为"正气"。免疫力低了，病也就难治了。如果免疫力低到脾胃无力运化药物的程度，那病人也就没多大希望救治了。

巧妇难为无米之炊，连米这个最基本的条件都不具备的时候，再高明的厨师也无能为力了。另外，很多经历了放化疗的癌症病人，到最后往往都是还没有等到癌细胞把身体给吞噬掉，自己就先死了。这往往是因为放化疗严重损伤了人体的脾胃运化能力，当机体已经无力运化的时候，那么即使吃进去仙丹也是无济于事的。

所以不仅仅是治疗糖尿病，治疗任何疾病的前提都是要保护脾胃之气。有胃气则生，无胃气则死。

在正常情况下，人体中血的成分应该是平衡的，为什么糖尿病病人血中所谓的"糖"就多了呢？首先要考虑的原因是糖尿病病人脾胃运化功能下降。脾胃主运化水湿，脾胃运化能力下降，体内湿浊之邪产生，进一步瘀阻血脉，反过来使脾胃的运化能力更差，于是形成了一种恶性循环，导致糖尿病迁延难愈。

我本人在临床中针对糖尿病，基于对以脾胃为中心的理解，主要采用以下6个方面的治疗方法。

（1）健脾散精。基于以上的分析，健运脾胃是我治疗糖尿病的根本大法。脾胃不运，湿浊内生，瘀阻血脉，那么其他的任何治疗都是枉然，那些形体偏胖或者是舌苔偏厚腻的病人更是如此。

（2）消除痰浊。痰浊是脾胃健运失常之后的产物，是湿邪所化生，当属于体内有形之邪，所以在具体治疗时，必须去想办法消除痰浊，或消导，或通利，或攻下，或温阳。对于痰浊湿邪的治疗的确很考验一个医生的临床水平。

（3）活血化瘀。湿阻血脉，会影响血的畅行，于是就会产生血瘀之象，所以在治疗糖尿病时应该考虑必要的活血化瘀。但运用活血化瘀药物不可一味猛攻，我见过不少中医一说活血化瘀就用桃仁、红花，或者三棱、莪术，反倒害人不浅。

（4）清解郁热。痰浊郁久势必会化热甚至化为热毒，我在临床中也常常见到有些糖尿病病人会出现黏膜溃烂等问题，这在很大程度上都是湿浊日久化热所致，有的病人情绪内郁也会化热，但这都是血中伏火，是虚火，这只是病的标，而不是本，所以在具体治疗时，应该透热外出，而不是一味地用寒凉药清热解毒。

（5）温阳化气。对于痰饮湿浊的治疗，温阳的方法应该是很多医生都会想到也都会用到的，但很多时候很多病人既有痰饮湿浊又内有郁热，清热则加重湿浊，温阳又会助长阳热，所以这又是考验医生真本事的一个环节。我总认为，一位好的医生，就是在试图寻找跷跷板当中的支点，以使两头平衡，因为纯粹热的病或纯粹寒的病很少见，更多的时候都是寒热错杂、虚实并存。

（6）固肾养精。糖尿病其实是一种慢性消耗性疾病，往往伴随全身性的不适感，比如脾胃不适，内火瘀滞，上扰心神，下耗肾精，精不能生血，血亦虚。有些女性的月经失调等症状也往往是肾中阴阳失调所致。所以固肾养精也是我在临床治疗时经常要考虑到的。

我曾经的一位老师说，在以前的困难时期，糖尿病是饿出来的，而

139

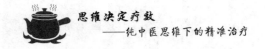
现在的糖尿病大都是吃出来的。这种说法是有道理的。饿的时候，人的中气不足，脾胃虚弱，运化能力自然会下降，于是体内痰浊壅堵，食物中的糖分不能被正常运化吸收。现在的人大多大吃大喝，脾胃也常常因劳食所伤，同样可以导致运化不利而痰浊壅堵。加上现在人们都活得很焦躁，思想压力过大，忧思过重，思虑伤脾，思则气结，不仅脾胃多伤，还容易化火化热。因此在治疗时，一般需要一段相对较长的时间。在我看来，花 3 个月的时间就把西药停掉，已经算是治疗得不错了。

总之，中医治病考虑的不是人的病，而是病的人，要把病人放在他所生存的那个特定的社会环境、生活环境以及心理环境中去考虑分析，而不是简单地套用一两个成方就可以了。

我治疗高血压的思路

高血压是慢性病，大多数病人需要长期服药。目前治疗高血压的药物林林总总，但我发现很多医生治起高血压来非常轻松，直接给病人开药就行了。比如原来吃的是什么药就继续吃下去，病人也大多能够坚持继续服用。然而，很多病人的并发症却越来越多，也就是说一开始病人患的只是高血压，逐渐地，其他的病都有了。

那么这样的治疗到底是有益还是有害呢？当用药把血压在数值上降下来后，其他的问题为什么越来越多了呢？记得有一次我去修车，一位跟我熟悉的修车师傅说："有些汽车就是被修坏的。"

于是我在想，好的治疗方法固然是有益的，但如果方法不对那还不如不治。

我见过很多中医在治疗高血压时，要么直接用西药，要么直接清肝泻火，结果使得疾病迁延难愈，到头来还说高血压本身就是需要终身服药的。

我这么说，并不是想说明我的水平就很高，就能把高血压给治愈，高血压的治疗的确需要一个长期的过程，但作为医生，我们至少需要去思考正确、合理地用药，尽可能地去减少病人的并发症，并尽可能地去提高病人的生存质量。

我本人在治疗高血压时，如果病人患的是早期高血压，往往主张中医治疗；对于已经长期服用中西医降压药的病人，往往主张同时服用中药汤剂，以期逐渐减少西药的用量或者是最终替代西药。在具体用药时，我至少会思考以下三个方面。

（1）火旺。一说到火旺，很多中医就会不假思索地认为这就是肝阳上亢了，于是紧接着就一派地清肝降压治疗了。其实火旺远非这么简单。所谓的肝阳上亢只是我所说的火旺的一种情况而已，这种情况多见于年轻人，以实证为主。但在临床中，至少我所见过的高血压病人，单纯实证的并不多，而往往都是一种虚火，主要原因是肾精亏虚、肝失所养引起相火内动。这种情况多见于收缩压和舒张压都高或者是仅收缩压高，这时看似是肝阳内动，但最主要的原因还是肾精亏虚，治疗的根本在于培养肾精，清肝泻火只是治病之标，肾精养足了，肝有所养，相火自然下潜入肾，血压自降。所以治疗的关键是或直接培补肾精，或温肾以潜阳，同时稍清亢于上的虚火。

（2）痰浊。现在有相当一部分高血压病人同时伴有高脂血症，而且病人越来越年轻化。这类病人的表现往往以舒张压高为主，收缩压有时高有时不高。我发现这类病人最大的特点就是管不住自己的嘴，经常胡吃海塞。这类病人体内的痰浊很重，血液黏稠度也就容易升高。所以这类疾病的关键病机是脾虚不能化湿，治疗的关键就是健脾化湿。健脾化湿的思路也许很多临床医生都会想到，但还需要考虑的是湿痰为阴邪，容易伤阳气。在临床中我发现大多数脾虚不能化痰湿之人往往也存在着肾阳不足的情况，那么在治疗中就要将运脾和温肾同时进行，还要考虑到痰浊日久可能致瘀，所以用药时要考虑到活血化瘀药物的运用，这也

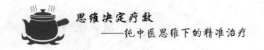

照应了我所说的第一条"火旺"的治疗思路。

所以，针对高血压的治疗不是一味地清肝泻火就行的，否则可能会把疾病越治越严重。

另外，还有些医生一见到高血压就喜欢用金石类的药物，以求重镇，导致很多病人因久服金石类的药物而致脾胃受伤。脾胃运化能力下降，痰浊则会更甚。

（3）阴伤。很多老年人来找我治高血压时，往往都会带着一些西医的相关检查和诊断材料。我发现大部分老年人都曾被西医诊断为血管弹性下降或者是血管脆性增强，于是这些老年人大都会服用一定的具有软化血管作用的药物。从中医的角度看，随着年龄的增长，人体全身的组织器官都会老化，血管也一样，从病机上说，这应该属于阴伤。心主血脉，那么治疗这类病人最主要的方法应该是补养心血和肾精。心血和肾精养足了，血管的弹性就会增强，高血压的症状自然也就得到缓解。另外从阴伤的角度来说，很多高血压病人本身就心血和肾精不足，那么西医大量地运用利尿剂是否真的适用于所有人，还真的有待进一步研究。

我的个人体会是：高血压病人的病情往往比较复杂，因为高血压不是在短时间内形成的，而是经历了一个相对较长的过程。我所论述的以上三种情况往往是同时存在的，比如很多病人本身脾肾阳虚不能运化痰湿，又有相火内动，同时体内又有瘀滞，可谓是虚实错杂。

所以在治疗高血压时应该谨慎再谨慎，尽可能考虑周全，不是简单地开一两盒药就可以的，因为医生面对的是一个个鲜活的生命。

我对癌症的认识

说到癌症，我并不愿意单纯站在一个医生的角度去解读癌症的发生、发展和治疗，好像癌症和我本人无关似的，我只想站在一个"人"的角度来谈谈我对癌症的认识，以及我所接触过的癌症病人所带给我的感触。

　　我见过不少临终前的癌症病人，他们在生命的最后让我感触到生命的脆弱以及他们对生命的眷恋。这也每每让我感到人活一世，当敬畏天，敬畏地，敬畏生命。

　　有不少的癌症病人或家属向我咨询或者求救，问我是去看西医还是找中医治疗，我每每回答不了。我总认为，这应该由病人自己做出选择。这既是对生命的尊重，也是病人对自己生命的掌控。更进一步说，对于癌症病人，目前经过西医的手术、放疗、化疗之后，最终依然死去的大有人在，而中医的疗法也不见得就能挽救病人的生命。

　　我见过的癌症病人，不管采用了什么样的疗法，最终死因往往是两个：一是自己的免疫力急剧下降直至全面崩溃；二是不良情绪，也就是被癌症给吓死了。

　　关于西医的手术、化疗、放疗等，从中医的角度来看，有利也有弊。比如，手术的确切除了已经生成的肿瘤，但却无法消灭癌症所形成的环境。举一个简单的例子，在大树底下阴寒潮湿的环境中，苔藓或蘑菇容易生长，如果我们只是把苔藓或蘑菇除掉，却不去改变这个环境，那苔藓或蘑菇还是容易重新长出。手术还会造成病人机体组织的损伤和气血损耗，导致元气大伤。化疗会把癌细胞和正常细胞一起杀死，副作用很大。有一位在某肿瘤医院工作的朋友告诉我，很多病人化疗一段时间之后机体免疫力会严重下降，很多时候必须要先停止化疗，等身体指标上升到一定程度后，再继续用药化疗。至于放疗，从中医角度来说，应该属于一种热毒，易伤人体气阴，我见过的放疗后的病人往往都会有气阴两伤的情况。

　　我这么解释西医的治疗，绝对不是在否定西医，而是在客观地分析一种治疗方法。任何的治疗方法都会有利有弊，中医也不例外。所以我一直都认为，一个医生贵在能为病人提供一个相对适合的治疗方案，不管是中医方法还是西医方法，只要病人能有所好转，都是可取的。

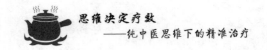
西医的治疗往往是一种标准化的治疗，不同病人的治疗流程会有很大的相似性；而中医治疗则是一种个体化的治疗，针对不同的人采用不同的治疗方案，癌症的治疗也不例外。但现实中我的确见到有些中医治疗癌症时就是千篇一律地让病人去吃蝎子、蜈蚣一类被认为具有抗癌作用的药物了事。

具体到我本人的治疗思路，我至少会考虑到以下几个方面的问题。

（1）手术之后病人元气不足，此时需要调补元气以顾护根本。

（2）手术之后造成瘀血内阻，此时需要活血化瘀。

（3）癌症病人本身就气血虚弱、免疫力下降，有的病人经历了放化疗之后身体更是虚弱，此时所有的治疗必须首先落在提高病人的免疫力上。调理中焦脾胃就是治疗的关键，因为当脾胃不能健运的时候，吃什么抗癌药都是没用的。

（4）中医治疗癌症的思路首先要放在提高病人的生存质量方面，然后再以延长病人的生命周期为目的，不要一上来就希望把癌症治好，要有"带瘤生存"的思想。给敌人一条生路，往往就是给自己一条生路。

（5）对于肿瘤局部不可一味地猛攻，所谓的以毒攻毒，很多时候还没把毒攻下来就把人的身体搞垮了。

（6）对于在治疗过程中出现的兼症或者新病情，一定要从以五脏为核心的理论出发，尽可能去顾全大局。

（7）癌症局部往往是痰、瘀、毒互结，而身体整体又是偏虚弱的，攻则更伤正气，补则助长邪气，治疗起来会进退两难。这很考验医生的水平。对癌症的治疗，很多时候在治疗方法和方向上相互矛盾，因为癌症往往同时有虚有实，有热有寒，在用药时要尽可能去协调，做到有主有次，标本兼顾。

（8）中医不是治疗癌症的唯一方法，很多时候应该结合西医的治疗和诊断，取长补短。

（9）对癌症的治疗是一个艰辛、长期的过程，医生和病人都需要有耐心和在相互信任基础上的配合。

我对切诊的认识——切诊不仅仅是切脉

很多人都知道中医所讲的四诊指的是望、闻、问、切。说到切诊，一般指的是切脉。切脉的确是中医诊病过程中一个非常重要的环节，我本人在临床中也每每非常重视从切脉中所获得的病情信息。但我想说的是，中医所讲的切诊，其实并不单单指切脉。"切"就是"贴近"的意思，广义的切诊是指医者用手或者其他部位接触病者之躯来诊断疾病，而并不仅仅是医者用三根手指去把脉。切诊除了切脉之外，还有切皮肤、切心下、切胁下、切腹部等。就拿我本人的临床工作来说，内、外、妇、儿各科疾病每每都会遇到，所以切诊对我来说往往并不仅仅是切脉。

在给小儿诊病时，医者往往需要有相对扎实的功底以及对孩子身体变化的灵敏感应。我的诊病体会是，在给小儿切诊时，先把自己的双手搓热，再去触摸孩子的双手、双臂，以及颈部两侧，来感知孩子皮肤的温度。若有发热，便也就获得了部分病情，同时通过这样的"肌肤接触"，也可以一边逗逗小儿，一边在无形中拉近彼此间的距离，减少了小儿对医生一部分恐惧感。对于一些已经和我本人非常熟悉的小病人，我有时甚至会用自己的额头或嘴唇去感知其皮肤的变化，因为嘴唇的感觉灵敏度是双手无法达到的。比如用手去摸额头远不如用嘴唇去感知来得精准；再比如，为了了解孩子出汗的情况，除了问家长之外，有时我会用手掌去抚摸孩子的前胸、后背，去亲自感知其皮肤的干燥与湿润程度。

以诊断妇科疾病为例，有时单凭病人的主诉以及自己的切脉是不够的。让病人躺在诊床上，亲自用双手去切按小腹，去感知病人腹部是软是硬、是否饱满、有无包块、拒按还是喜按、有无反跳痛等，都会对进一步准确判断疾病有着重要的辅助作用。

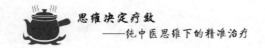
再以骨伤、筋伤疾病为例，颈椎、胸椎、腰椎等椎体本身是否有一定的侧弯，骨头周围的肌肉是否僵硬，皮下是否有条索状结节等，医者用自己的双手去亲自感知才能有更深刻的把握，岂是单凭一张X线片就完事的？

当然，我本人不反对诊断过程中利用现代科技手段，相反地，我本人有时也会让病人去做某些相关的检查化验来帮助我诊断。但我想说的是，通过冰冷的机器所得出的机械的认识有时是不够的，而医生躬身体察所得来的感性认识，有很多是机器做不到的。

我对诊脉的一点体会——持脉有道，虚静为保

我的病人群中总不乏中医爱好者，有的甚至已经学习中医若干年，他们找我看病更是一种交流和切磋。很多时候，我发现他们除了询问我处方用药思路或者针灸取穴之外，更多的就是询问脉诊的方方面面。

我并不是诊脉的高手，也自知凭自己的能耐一辈子也达不到传说中"一脉决生死"的境界。但很多时候，在病人还没向我叙述病情的情况下，我单凭把脉就说出了病人身上的若干症状时，他们会以为我的诊脉水平很高。但我自知，我还只是一个小辈。

在某些中医爱好者或者同行的追问下，我也会想，我诊脉的体会是什么呢？

在我看来，把脉并不是去找位置，而是在找脉。因为位置是死的，而脉是活的。很多时候，医者不但要上下寻脉，还要左右寻脉，因为人的脉不都是长在同一个地方。

真正的把脉应该是，医者心境清明、心性清透，更怀揣一颗慈悲之心去用三根手指感应病人全身一气周流的变化或趋势。比如，尺部一般被认为是脉气的发源地，顺着这股脉气往上感应，去了解这个脉气是如何运行的，把脉很大程度上就是在感知对方这股生命气息的流动。

你可以闭上眼睛去体会，也可以睁开眼睛去静静聆听，但终归是用心去体会，用你的心去连接你的手指，去感知。同时，把脉要动用我们的直觉或者说我们的感知力去感知脉气，要更多地去运用直觉思维，而不是理性推理。这看似有些唯心主义，但却真实有效，因为这就是我们的本能，就像我们能感知出一种东西是冷还是热，一个人的态度是热情还是淡漠。

所以《黄帝内经》说："持脉有道，虚静为保。"静才能心澄而神清，心澄神清才能悟。诊脉如此，其实做人也如此。人能常清静，天地悉皆归。

为什么有些人越用退热药反而越热

有段时间很多人感冒频发，尤其是小儿。很奇怪的是，很多人越用退热药反倒是越发热，久治不愈。有一些人按捺不住，前来向我求救，并且希望我能让他们"明理"。

"学医必要明理"，这是我在行医及教学过程中一直恪守的格言。那么接下来我就用中医的理论给大家解释一下上面的问题。

很多人所服用的退热药大多是解热镇痛药，服用过后大都会有发汗的现象。"热随汗出而解"在实践中是完全行得通的，但反复发汗之后再用此类药物往往就效果不好了，甚至是没效了。

《素问》中说："阴平阳秘，精神乃治。"就是说，只有人体的阴阳在平衡的状态下，人才能不生病。阴和阳之间的平衡该怎么理解？关键点就是"阴在内，阳之守也；阳在外，阴之使也"。反复汗出后，往往阳随汗脱，必然会导致阳气虚弱，阳一虚则不摄阴，就会继续导致阴液外泄，阴津不守本位，那么体内就会相对阴虚阳亢而热盛。换句话说，体内的阴液在外力的作用下去了不该去的地方，就像是本该把守内城的士兵被迫去守外围了，导致阴液处于表而虚于里，于是体内就会相对阴虚阳亢而热盛。这也就是有些人越吃退热药越发热，汗出而热不退的根本原因

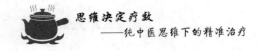
所在。

明了这个理之后，那就更应该明白，在治疗反复服用过退热药的病人时，很重要的一点就是去"固阳"。对于小儿来说，顾护其脾肺之阳气就显得很关键；对于中老年人而言，有时也需要去温肾阳以求固阳摄阴。

为什么在每年立夏前有段时间夜里喘不上气

有一次在我讲课后，有个学员问我为什么在每年立夏前有段时间夜里他会喘不上气。关于这个问题，我是这样分析的。第一，立夏是由春天开始往夏天转化的转折点。在五行当中，春天对应的是肝木，夏天对应的是心火。春生是为了夏长，夏长是为了秋收，秋收是为了冬藏，这是层层递进的关系。如果立夏前发病，说明春天升发得不够，也就是春天的时候肝木升发可能出现了问题。第二，白天为阳，晚上为阴，夜里发病说明阴伤了。喘往往跟肺或者心有关。后半夜的寅时，也就是3点到5点，正是肺经当令，此时段喘不上气来，就是跟肺有关了。也就是说，木气升发不及，影响到了肺经的宣发和肃降，导致病人后半夜喘。这样的话，治疗的思路就是：第一，升发肝气，第二，想办法调肺气。

中医是不分科的

有些时候会被人问："您是看什么科的？"一时之间我竟然无言以对。因为从我的临床经历来看，我似乎什么科的疾病都看了，我看的病有内、外、妇、儿科的，也有无法明确分出科的。比如病人因头痛来诊，一番望闻问切之后，我判断其既有表证又有里证，既有实证又有虚证；如果是女性，可能发现其月经有问题，并和头痛还有一定的关联性；肩膀和后颈部又出现不同程度的皮疹，且受风后皮疹痒甚的同时头痛也加剧。以上这些同时表现出来的症状，还真不好明确这到底属于哪个科的病。

其实，中医诊病，往往是看证，是要把疾病归属为某一证，而不是归属为某一科。

《史记·扁鹊仓公列传》中有一段话："扁鹊……过邯郸，闻贵妇人，即为带下医；过洛阳，闻周人爱老人，即为耳目痹医；来入咸阳，闻秦人爱小儿，即为小儿医，随俗为变。"此处的"随俗为变"用得好，说明扁鹊很厉害，功力深厚，同时又能灵活应变。但这段话其实也说明了从古到今中医历来不讲究分科，而是兵来将挡，水来土掩。

比如医圣张仲景，他的一部《伤寒杂病论》，涉及内、外、妇、儿各科，甚至连现代的西医都无法命名的病这本书也有记载。中医应该以自己的理论体系为辨证归旨，而不是受制于西医病名。辨证的证，不是病名，更说不上属于哪个科。

再比如，民国时期的河北名医张锡纯，他的一部《医学衷中参西录》可是开创了中国中西医结合的先河。这本书里涉及的病种复杂，同样没有受西医分科体系的影响。

可能有人会说傅青主是专看女科、男科疾病的，钱乙是专看小儿疾病的。我承认，医生成为某方面的专家，跟他每天看的病种比例有很重要的关系。比如，如果某位医生的大多数病人来诊治的都是妇科疾病，那从理论上讲，这就有可能促使该医生在妇科疾病上成为权威。那么该医生就看不了其他科的病了吗？难道傅青主一辈子都只看妇人病，钱乙一辈子就只看小儿病吗？其实不然，他们同样是什么病都看，因为这是由中医自身的理论体系所决定的。

所以中医是不分科的，也没法分科。

中医是如何推测病情以及预判生死的

中医在推测病情以及预判生死方面依据的理论基础是五行学说。五行的相生相克，就像阴阳一样，是事物不可分割的两个方面。没有生就没有事物的发生和成长；没有克，就不能维持事物的发展和变化中的平

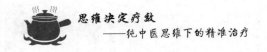

衡与协调。没有相生就没有相克，没有相克也就没有相生。这种生中有克、克中有生、相辅相成、互相为用的关系推动和维持着事物的正常生长、发展和变化。

接下来讲重点：古人往往是运用病、色、脉等方面相互之间的生克制化关系来推测病情以及预判生死的。

《医宗金鉴·四诊心法要诀》说："肝青心赤，脾脏色黄，肺白肾黑，五脏之常。"又说："青弦赤洪，黄缓白浮，黑沉乃平。"也就是说，五脏各有主色，也各有主脉。如果把病、色、脉分别和五行对应起来，就是以下关系。

五行对应五脏：肝为木，心为火，脾为土，肺为金，肾为水。五行对应五色：青为木，赤为火，黄为土，白为金，黑为水。五行对应五脉：弦为木，洪为火，缓为土，浮为金，沉为水。

于是在临床上，我们就可以根据色泽的变化来推断病变的相关脏腑，即：色青多为肝病，色赤多为心病，色黄多为脾病，色白多为肺病，色黑多为肾病。病色相应，为疾病的普遍现象。另有病色不相应的现象。病色不相应，也称为病色交错。根据交错的不同情况，可以判断病情的顺逆。具体的规律是：见相生之色为顺，见相克之色为逆。举例：肝病如见黑色（水生木）或赤色（木生火），属于病色交错中的相生之色，属顺证；肝病如果见黄色（木克土）或白色（金克木），属于病色交错中的相克之色，属逆证。

有些医家甚至还可以再进一步细分，因为以上所提到的相生之色和相克之色均有两种情况。如果再继续细分，在顺证之中，色生病者为吉中之顺，病生色者为吉中小逆；在逆证之中，色克病者为凶中之逆，病克色者为凶中之顺。但我个人认为，这种继续细分的结论，在现实的临床中指导意义并不大。

说完了色，再说脉。《灵枢·邪气脏腑病形》中说："见其色而不得其脉，反得其相胜之脉，则死矣；得其相生之脉，则病已矣。"《医宗金鉴·四诊心法要诀》也说："已见其色，不得其脉，得克则死，得生则生。"也就是说，当色脉合参的时候，依然是见相生之脉为顺，见相克之脉为逆。举例：一般情况下，肝病见色青，同时见脉弦，属于色脉相应，这是疾病的普遍现象；如果见到的是浮脉（属金），就是"反得其相胜之脉"，提示肺金乘肝木，为逆；如果见到的是沉脉（属水），就是"得其相生之脉"，提示肾水生肝木，为顺。

讲完了病、色、脉之间的关系后，我们还可以继续拓展。其实对疾病的预测还可以不拘泥于色和脉，接下来再举一例。

《红楼梦》第十回"金寡妇贪利权受辱，张太医论病细穷源"，详细描写了秦可卿生病，请了一位叫张友士的医生来治病。这位张医生先是对秦可卿的病情进行了辨证，然后又对病情进行了预测。张友士的辨证结果是：水亏木旺。《红楼梦》原文中是这么说的："从前若能够以养心调经之药服之，何至于此。这如今明显出一个水亏木旺的证候来。待用药看看。"从五行的角度来看，水对应肾，木对应肝。肾为先天之本，是人体阴阳之根，水亏了有可能导致阴阳俱虚。另外，水是生木的，现在水不能濡养木，于是就导致肝木火旺了，即水亏导致了木旺。

然后，张友士对该病情进行了预判。《红楼梦》原文是这么说的："人病到这个地位，非一朝一夕的证候，吃了这药，也要看医缘了。依小弟看来，今年一冬是不相干的，总是过了春分，就可望痊愈了。"就是说，这病已经拖了很久了。这里张友士对"春分"节气的预测有两个含义：第一，今年冬天是没事的，如果能过了明年春分那就没事了；第二，如果过不了明年春分那可能就死在春分了。这是张友士对秦可卿病情发展趋势的预测。

为什么这个冬天没事儿，而到春分就不好说了呢？因冬天在五行为水，秦可卿本身是"水亏"之证，所以在属水的冬季，得自然属水之气，

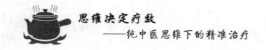
可以说是老天帮了她，雪中送炭，所以病无大碍；而春季在五行对应的是木，春分又是木气最旺之时，所以对于秦可卿本身的"木旺"之证，再逢春分之木旺之气，可以说是火上浇油，所以病情预后不佳。

综上，中医学对疾病预后的推断，依据的核心理论基础就是五行学说。但在这里我必须要说明的是，在具体的临床当中，不能过于机械地套用，要做到四诊合参、灵活运用、知常达变，因为临床中遇到的情况往往比较复杂。

肾虚证与肾实证

关于肾虚证，大家都比较熟悉了，临床不外乎肾阳虚、肾阴虚、肾精（血）亏虚、肾气虚四个方面的虚证，涵盖了阴、阳、气、精（血）。但很少有人提到肾实证。

宋代名医钱乙曾经说过："肾主虚，无实也。"大概是受这六个字的影响，后世很多医家就认为"肾之为病有虚无实"。其实不然。肾有虚证，也有实证。《小儿药证直诀·脉证治法·五脏所主》中说："肾主虚，无实也，惟疮疹，肾实则变黑陷。"

纵观钱乙对小儿身体以及疾病的认知，不难发现，此处的"肾主虚，无实也"中的"虚"和"实"其实是指生理方面，是为了说明小儿精气未充的状态。几乎所有的小儿都有精气未充的阶段，这是小儿的生理常态。这种不足的状态就是一种"虚"的状态，不是"实"的状态。于是才有了钱乙"肾主虚，无实也"的论述。接下来的"惟疮疹，肾实则变黑陷"则论述了病理上的肾实状态。

通过以上的分析，我们可以得出两个结论：一是钱乙很智慧地指出了肾的虚实状态；二是后人断章取义地曲解了钱乙的意思，认为"肾无实证"。

肾实证究竟是什么样的呢？从治疗原则上说，虚则补、实则泻，如果的确是肾实证的话，临床的治疗原则就应该是清泻。我们可以通过举例来说明这个问题，这里要讲到一位著名的人物，他就是民国时期著名的医家张锡纯。

张锡纯的《医学衷中参西录》中有一张方子，名叫"清肾汤"。单听这名字，就应该知道这个方子大概是清泻肾中之热的。有人说清泻的肾中之热也有可能是由肾阴虚所导致的阴虚火旺，所以此方证本质上还是肾阴虚。我们不妨看看下面张锡纯的原文是怎么说的。

清肾汤

治小便频数疼涩，遗精白浊，脉洪滑有力，确系实热者。

知母（四钱）　黄柏（四钱）　生龙骨（四钱，捣细）　生牡蛎（三钱，捣细）　海螵蛸（三钱，捣细）　茜草（二钱）　生杭芍（四钱）　生山药（四钱）　泽泻（一钱半）

请注意，在原文论述中，张锡纯已非常明确地指出是"确系实热者"。这说明张锡纯的这个方子就是非常明确地针对肾实证，而且还是针对肾中之实热。再看这个方子的配伍不难发现：这个方子是以清热为主，同时兼顾了滋阴；以通利为主，同时也兼顾了收涩。所以这个方子的配伍特点是清热而不伤阴、收敛而不碍邪。也就是说，这个方子是针对肾中实热而设的，不适合肾阳虚的病人。

张锡纯在论述清肾汤时，还特意举了两个他本人的治疗案例，也都是针对他所判断的肾实证，原文如下。

一叟，年七十余，遗精白浊，小便频数，微觉疼涩。诊其六脉平和，两尺重按有力，知其年虽高，而肾经确有实热也。投以此汤，5剂痊愈。

一人，年三十许，遗精白浊，小便时疼如刀割，又甚涩数。诊其脉滑而有力，知其系实热之证。为其年少，疑兼花柳毒淋。遂投以此汤，加没药（不去油）三钱、鸦胆子（去皮）四十粒（药汁送服），数剂而愈。

看来，肾实证在张锡纯的临床中也是真实存在的。如果我们往前继续追溯，可以发现，其实早在《黄帝内经》中就有关于肾实证的论述，比如《素问·玉机真脏论篇》中有"脉盛、皮热、腹胀、前后不通、闷瞀，此谓五实；脉细、皮寒、气少、泄利前后、饮食不入，此谓五虚"的记载。后世医家张志聪的解读是："肾开窍于二阴，前后不通，肾气实也；泄利前后，肾气虚也。"所以不难发现，此处所说的二便不通是由肾实所导致的，小便失禁、大便泄泻是由肾虚所导致的。

再比如《灵枢·本神》中记载"肾藏精，精舍志，肾气虚则厥，实则胀，五脏不安"，也指出了肾有虚也有实。《诸病源候论》中载有"小便不通，由膀胱与肾俱有热故也"，同样指出了肾气热也可导致小便不通。

说到肾气热，《素问·痿论篇》中也有"肾气热，则腰脊不举，骨枯而髓减，发为骨痿"的记载。

综上，肾有虚，也有实。为什么临床中更多的是肾虚证呢？我觉得原因有以下两点。

（1）肾为藏精之脏，为"封藏之本"，肾阴肾阳又是五脏阴阳之本和人体生命之根，于是肾病本身就以精（血）、气、阴、阳之不足的虚证居多，但"居多"并不代表就没有肾实证。

（2）很多医家常将肾实证归于膀胱、肺等的病证，尤其是与其相表里的膀胱之实证，比如肾中湿热证常被描述为膀胱湿热证，以此回避肾实证的说法。

中医所讲的"胃气"是什么

胃气，在中医中的含义比较宽泛，归纳一下，大概有以下五种。

（1）胃气指胃的整体功能，或者是推动胃发挥正常生理功能的物质。中医认为，气具有推动作用，各脏腑生理功能的发挥是要靠自身脏腑之气推动的。比如胃受纳腐熟水谷的功能的发挥就依赖于胃气的推动。那么胃气是从哪里来的呢？胃气就是一身之气分布到胃的部分。一身之气又是从哪里来的呢？一身之气来自先天之气和后天之气，先天之气指的是肾中之精气，后天之气指的是脾胃运化水谷精微所产生的精气。

（2）胃气偏指胃中的水谷之气，即水谷之精所化生的气，简称谷气。谷气是一身之气的重要组成部分。如果谷气充足，那么五脏之气自然也就会充实。所以，中医有"胃为五脏之本"的说法。

（3）胃气指中气，也就是人体脾气和胃气的合称。中医讲，脾胃为后天之本、气血生化之源。脾气和胃气共同推动和调控整个胃肠道的运动，以使饮食物消化、吸收和排泄，同时脾胃也是人体整个气机的中焦枢纽，脾气主升，胃气主降。所以，中医临床中不管是治疗何种疾病，都要努力"勿伤胃气"，否则如果胃气衰败了，再吃任何药也都很难奏效了。这也就是"有一分胃气，便有一分生机"的道理。

（4）胃气指代一身之气或正气。这种说法其实是基于上述的第二点和第三点。也就是说，谷气和脾胃二气的功能对人体的生命活动有着至关重要的作用。所以，古代医家如金元时期的李杲、明代的张介宾等将胃气直接升级为一身之气或正气。

（5）胃气指脉象当中的"胃气"，也就是说脉有胃气。中医把正常人的脉象叫作平脉。平脉具有三个特点：有胃、有神、有根。有胃即脉象不浮不沉，不快不慢，从容和缓，节律一致；有神即脉的跳动柔和有力；有根即尺脉沉取应指有力。《素问·平人气象论篇》说："人以水谷为本，故人绝水谷则死，脉无胃气亦死。"于是中医诊脉时也经常说"有胃气则生，无胃气则死"。什么意思呢？这里的"死"可以理解为"不好治"。即使是病脉，不论浮沉迟数，只要有徐和之象，便是有胃气，有胃气就说明治疗时至少有很大的生机，如果脉象没有了胃气，病就不好治了。因此，临床中诊察胃气的盛衰、有无，对判断疾病的进退、吉凶有一定的临床意义。

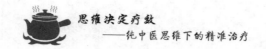

无论胃气在中医中有多少种解释，各种解释之间都不矛盾，甚至在本质上都是相通的，都是为了说明胃气在人体生命气机中的重要性，只是不同的解释站在了不同的出发点而已。

如何理解膀胱为"津液之腑"

《灵枢·本输》说："肾合膀胱，膀胱者，津液之腑也。"《素问·灵兰秘典论篇》说："膀胱者，州都之官，津液藏焉，气化则能出矣。"《黄帝内经》中的这两句话都说明膀胱是汇集津液的地方。这里的"津液"不能仅仅理解为尿。"州都"原意为水中的小陆地，在这里引申为水液汇集管理之处，所以膀胱是一个管理水液的地方。"气化则能出矣"中的"气化"指的是肾和膀胱的气化作用，也就是说汇集到膀胱的津液要经过肾和膀胱的气化作用后，才变成最后的尿液而"能出矣"。

进一步思考，是否汇集到膀胱的津液全都在气化作用下变成尿液了呢？如果不是，那么没有被转化为尿液的那一部分津液又去了哪里？在回答这个问题之前，先看看在中医理论中，人体津液代谢的两种方式。

第一，人体的津液通过肺、脾、肾等脏的作用，布散到全身的形体官窍，发挥滋养濡润的作用，其代谢后的浊液则下归于膀胱。

第二，在胃受纳水谷、小肠主液、大肠主津的共同作用下，部分津液上输于脾，在脾的升清作用下继续布散到全身的形体官窍，剩余的浊液经三焦渗入膀胱。

于是我们会发现，膀胱中所汇集的就是通过上述两种方式代谢吸收后所剩余的那一部分浊液。但即便是浊液，它也还是津液的一部分，所以才说膀胱是"津液之腑"。

接下来，汇聚于膀胱中的这些水液，再经过肾和膀胱的气化作用，进一步地升清降浊，其清者上输于脾，重新参与津液代谢，剩余的则留于膀胱最终转化为尿液。

综上，我们可以得出，膀胱是水液汇集的"津液之腑"，而不仅仅是盛尿液的器官。对此，张景岳也注解为："膀胱位居最下，三焦水液所归，是同都会之地，故曰'州都之官，津液藏焉'。"

根据以上的论述，既然膀胱是水液汇集的"津液之腑"，那么中医所说的"肾主水，肾为水脏"是否与之相矛盾呢？肾为脏，膀胱为腑，所以不矛盾。肾与膀胱相表里，膀胱的贮尿和排尿功能依赖于肾气与膀胱之气的升降协调。肾气主上升，膀胱之气主通降。肾气之升，激发尿液的生成并控制其排泄；膀胱之气通降，推动膀胱收缩而排尿。如果肾气和膀胱之气的激发和固摄作用失常，膀胱开合失权，既可出现小便不利或癃闭，又可出现尿频、尿急、遗尿、小便失禁等。故《素问·宣明五气篇》说："膀胱不利为癃，不约为遗尿。"所以，水液并不直接归于肾，肾的主水功能是由肾气对膀胱中水液的蒸化作用体现出来的。

中医学中的五轮学说

五轮学说，简单地说，就是通过看眼睛的不同分区来诊断不同脏腑疾病的一套方法，如同中医把脉是通过两只手的六部脉象来诊断不同脏腑的病证，中医望诊中的望面部是根据面部的不同分区所对应的脏腑来诊断疾病，耳穴疗法是通过耳朵上不同部位所对应的不同脏腑进行疾病治疗。

这是中医理论中整体观念的一个具体表达形式，也就是说，身体上的某些局部包含了整体的信息，于是可以通过对局部的分析来诊断整体的病证。随着时代的发展，这方面的理论有人也会从"生物全息"的角度去理解。

再具体到五轮学说，此是指中医依据眼与脏腑密切相关的观点将眼部分为五个部分，然后与五脏分别联属，并依其各自所属脏腑的生理特性命名，取类比象地冠以"轮"字，分别命名为肉轮、血轮、气轮、风

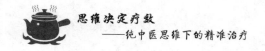
轮、水轮，用以说明眼睛的解剖、生理、病理特征，指导眼病的诊断和治疗。

五轮学说最早源于《黄帝内经》中眼与脏腑相关的理论，又被后世逐渐完善，并一直沿用至今。脏有所病，可现于轮，轮为病标，脏为病本。之所以谓之为"轮"，是取其形圆如车轮，能灵活运动之意。

《灵枢·大惑论》说："五脏六腑之精气，皆上注于目而为之精。精之窠为眼，骨之精为瞳子，筋之精为黑眼，血之精为络，其窠气之精为白眼，肌肉之精为约束。"这说明古人很早就认识到了人体五脏六腑的精气都会上注于双眼，双眼跟五脏六腑都有关系，我们可以透过对眼部的分析来推演出对五脏六腑的诊断。同时这段论述也说明古人很早就认识到了瞳子、白眼、黑眼等眼的部位，并大体说明了眼的各主要部位与脏腑的关系。后世在此基础上发展而成的五轮与五脏的对应关系如下。

水轮（肾）："骨之精为瞳子"，瞳子是指瞳神，对应肾。中医讲肾主骨生髓，肾又主水，所以瞳子为水轮。

风轮（肝）："筋之精为黑眼"，黑眼就是指黑睛，对应肝。中医讲肝主筋，六气中对应的是风，所以黑眼为风轮。

血轮（心）："血之精为络"，血络是指内外两眦部血络，对应心。中医讲心主血，所以血络为血轮。

气轮（肺）："其窠气之精为白眼"，白眼就是指白睛，对应肺。中医讲肺在五色中对应的是白色，同时肺主气，所以白眼为气轮。

肉轮（脾）："肌肉之精为约束"，约束是指上下眼睑，对应脾。中医讲脾主肌肉，所以约束为肉轮。

需要说明的是，五轮学说把眼部划分为瞳神、黑睛、两眦部血络、白睛、眼睑五个部分来对应五脏，但《黄帝内经》中所说的"五脏六腑之精气，皆上注于目而为之精"则说明五脏六腑都和眼有关。这两种说法并不矛盾，只是从两种角度来看待同一个问题，也可以说是微观看眼睛和宏观看眼睛的区别。比如，中医讲各脏与官窍的对应关系时，认为肝开窍于两目。所以，眼睛各个部分的病证表现都可以从肝来入手进行分析。

所以古人很有智慧，针对眼睛就从多个角度给后人提供了思考的切入口。在具体的临床诊断上，五轮学说有着很重要的临床指导意义。具体来说，轮之有症，可测脏腑之病理改变，脏之有病，可现于轮。比如我们在生活中能经常看到的红眼病，白睛都是红的，根据五轮学说白睛属肺，所以临床辨证时就可以考虑从肺热入手。再比如，脾主肌肉，脾虚日久，上下眼睑就可能会因为缺乏弹性而下垂；于是反过来，临床上治疗眼睑下垂，也多从脾胃入手。

当然五脏之间又是相互联系的，有着生克乘侮的关系，所以在强调五轮学说指导辨证论治临床意义的同时，不可分割开来看，要全面分析，这样才有可能得出正确的判断。

妊娠病源三大纲

我觉得以下这段话可以非常明确地指导临床治疗妊娠病。

《沈氏女科辑要笺正》："妊娠病源有三大纲：一曰阴亏，人身精血有限，聚以养胎，阴分必亏；二曰气滞，腹中增一障碍，则升降之气必滞；三曰痰饮，人身脏腑接壤，腹中遽增一物，脏腑之机括为之不灵，津液聚为痰饮。知其三者，庶不为邪说所惑。"

可以说，这段话较好地概括了妊娠病的病机特点，即阴亏、气滞、痰饮。

中医经常说，产前多热，产后多寒。究其原因，一则阴亏相对就会阳亢，就很容易内生虚火；二则气滞也好，痰饮也罢，总是容易郁而化热；三则孕期阴血下聚养胎，经血不泻，冲脉气盛，于是就更助虚火上逆。所以，妊娠期的病机特点也可以说是"血不足，气有余"。

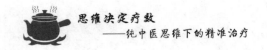
可见，产前多热，既可以是虚热，也可以是实热，但在临床具体用药治疗时，都要在养阴血的基础上去清热。比如我经常会用到一些养肝血和养肺阴的药，否则直接用苦寒清热的药物反倒会进一步伤了阴血。

除了养阴血之外，用药的思路还要以疏达气机和化痰为关键。因为孕期女性本身会处于一个相对阴虚阳亢、气滞痰阻的状态，如果既往就有肝气郁结，那么在孕期就更容易出现急躁、焦虑、抑郁情绪等。

临床中治疗妊娠病的常用药有茯苓、柴胡、白术、当归、栀子、党参、生姜、黄芩、大枣、川芎、牡丹皮、白芍等，这些本身就体现了清热、疏肝、养血、健脾的治疗思路。

当然，在给孕期女性用药时，还需要铭记先贤医家留下的训诫：用药要衰其大半而止，同时要治病与安胎并举。

蝉蜕为什么能治疗小儿夜啼

蝉蜕为什么能治疗小儿夜啼？这个问题曾经一直困扰着我。在多年的临床实践过程中，我也一直在用蝉蜕，但也只是机械地运用了这味药的功效，没有过多地去思考其中的缘由。再后来，有病人或者同行和我交流这味药，我也只能拿着当时老师们所教的那个说法去解释，但在解释的时候往往自己也无法说服自己。后来经过深入思考，我终于悟明白了，在此阐述一下个人对蝉蜕治疗小儿夜啼的见解。

蝉蜕治疗小儿夜啼，传统中医的解释是：蝉昼鸣夜息，白天闹而夜间静，所以可以治疗小儿夜啼。这种思维方法叫作取象比类，就是取自然界的一些现象、生物的动象和社会现象以类比于人体，从而解释生理、病理、药理等的一种思维方法。这是中医常用的一种思维方法。

中医用药的思路往往是上观天、下观地，透过大自然的诸多现象来取象比类，如眩晕欲仆、手足抽搐、震颤等病证，都具有动摇的特征，与大自然中善动的风很相似，所以中医常把这类病证归为"风证"。但是任何一种思维方法都不能死搬硬套，如果在运用取象比类的思维中过于注重事物或现象的共性和相似点，而忽视了不同事物的特性和不同点，那么得出的结论就未必是正确的。

再回到关于蝉蜕治疗小儿夜啼的传统解释上，我很容易就能举出反例来，昼鸣夜息的动物有很多，为什么偏偏用蝉蜕？很明显，这个解释并不具有很强的说服力。我的理解是，既然是要取象比类，就需要去关注蝉的一切生活习性和成长环境等，然后再去推导类比它在中医中的用药道理。

蝉一生的前两三年，一般是以幼虫的形式在地下度过的，它吸收的是树木根部的液体。正是因为它长期生活在地下，所以首先禀受的是浊阴之气。然后在某一天，它破土而出了，感受到了阳光雨露，于是浊阴之气开始化为清阳。所以李时珍说："蝉乃土木余气所化，饮风吸露，其气清虚。"看来，蝉的特性应该是体阴而用阳。由此看来，蝉蜕具有的发散作用和一般的发散药不同，比如荆芥、薄荷等发散药就只是用阳，没有体阴。体阴而用阳，在人体脏腑而论，恰恰是肝的特性。

再看一下小儿的体质："肝常有余，脾常不足"，这是小儿正常的状态。但如果升发的力量不足时，阳气就会被郁住，于是小儿就往往只能通过哭闹来振奋阳气，以帮助阳气的升发。白天为阳，晚上为阴。小儿在白天得到大自然阳气的帮助，自身阳气可以畅达开，于是就不再哭闹；而晚上阳气无力升发时，夜啼就出现了。这个时候，就恰恰需要一种能从阴出阳、升发阳气的药物治疗，那么蝉蜕就再合适不过了。

从药性上来说，蝉蜕味甘，性寒，入肝经，可以清肝热。有一些小儿的夜啼往往是由于肝阳升发不足郁而化热，此时就可以运用蝉蜕从阴出阳透热外出，郁热降了，小儿也就安了。

通过以上分析，我们也可以得出另外一个结论：蝉蜕并非可以治疗所有的小儿夜啼，它只对因阳气升发不足郁而化热而导致的小儿夜啼有

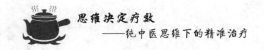
很好的疗效。

半夏为什么可以治疗失眠

半夏可以治疗失眠，且治疗失眠时需要重用。从我目前查阅的一些临床医案来看，用半夏治疗失眠时用量往往在 30g 以上。半夏经过不同方法炮制后功效各有侧重：生半夏多外用，以消肿散结；清半夏长于燥湿化痰；姜半夏偏于降逆止呕；法半夏善和胃燥湿。

半夏 30g 以上的用量已经超出了《中华人民共和国药典》的规定，也使中毒的风险增加，继而有可能让临床医生因此而惹上官司。所以，大部分医生在处方用药时，不愿意铤而走险大剂量使用半夏。

半夏为什么叫半夏？这和它的生长特点有很大的关系。半夏生于夏至日前后，此时一阴生，天地间不再是纯阳之气，夏天也过半，故名半夏。根据其特性结合中医理论，半夏可起到交替阴阳、引阳入阴的功效，故可用于治疗失眠。

古人说半夏"一两降逆，二两安神"，这说明古人在观天地、参万物的过程中，已经发现重用半夏可以提前制造一股收藏之气，令阳明之气下归土中。这样不正是把浮散在外面的亢阳引藏入阴吗？阳入于阴就能使人安眠，阳不入阴就能使人失眠，半夏令阴阳气相顺接，所以能使人卧而能安。

另外一味药也有着异曲同工之妙，就是夏枯草。夏枯草，顾名思义，一到夏天就会枯萎，它也可以引阳入阴。

那么半夏究竟是通过什么样的方式把浮散在外面的亢阳引藏入阴呢？这几年的临床实践让我感受到，半夏主要是调节了人体中焦脾胃的升降功能。脾和胃的一升一降，形成人体气机的升降，所以说脾胃是人体气机的枢纽。如果脾虚湿阻，肺气就不能肃降，心火就不能下降。中医认为心藏神明，当心火不能下降扰乱神明之时，睡眠自然就不会很好。半夏具有燥湿化痰、降逆止呕的作用，所以前人用半夏治疗失眠，无非是通过半夏的化痰作用将中焦的痰湿祛除，使上浮之心火下潜于肾，而不是说半夏就是专治失眠的特效药。

同样，茯苓的安神作用，也是通过祛中焦之湿而降心火达到的。

贵州名老中医石恩骏的经验：治顽固失眠（知其确属痰蕴胆腑，上扰元神），百方无效者，仿半夏秫米汤，用生半夏30g、薏苡仁120g，煎煮90分钟，令服之常有良效。

最后要说的是，半夏性温，如果需要用其治疗热证的失眠时，就需要讲究配伍运用了。

苍耳子的临床应用体会

苍耳子是苍耳草的果实。苍耳草是自然界极其常见的一种植物，它和大自然整个四季的自然现象完全合拍，秉承着春生、夏长、秋收和冬藏这样的自然规律。也就是说，它在春夏之际茂密地生长，秋天的时候成熟，保持着纯自然的这么一个状态。

苍耳子为什么要炒用呢？我们首先来看一看苍耳子的性味归经，其味辛、苦，性温，归肺经，有小毒。可能会有人说，炒一炒是为了去小毒。这个观点我不否认。中药的久煎或者某些炮制方法的确在很大程度上是为了去毒，但炒用苍耳子，去毒只是一个方面。在我的理解当中，苍耳子炒用一共有以下三个目的。

第一个目的是使抓药方便。苍耳子表面有很多刺状凸起，用手摸时非常扎手，如果生用，那配方的时候用手直接去抓就非常容易扎着手。炒了之后，表面的刺就变焦脱落了，所以在药房中看到的炒苍耳子其表面的刺几乎没了，这样抓药时就不会被扎了。与此类似，桑叶为什么在霜降之后采收？为什么霜降之后采收的桑叶药效最好？我的理解是，桑叶长在桑树上，如果想去采桑叶，就得爬树，这很不方便，而霜降之后，

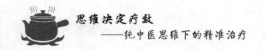
很多树叶纷纷落地，桑叶可以直接在地上捡。另外，在霜降之后，寒气逐渐增强，桑叶的寒性亦增强，其疏散风热的功效则更强。

第二个目的是使有效成分更容易被煎煮出来。苍耳子的有效成分在白色的种子里，当苍耳子被炒制以后，最外围的种皮往往就裂开了，有效成分就更容易在煎煮的过程中释放出来。

第三个目的就是减少一定的毒性。苍耳子确实是有小毒的，它的毒主要存在于白色种子里，种皮也是有小毒的，炒过之后，毒性就大大降低了。

接下来我们详细地解释苍耳子的功效。我个人把苍耳子临床功效总结为：通行督脉，通窍止痒，发散风寒，祛湿止痛。请注意我所列出来的十六个字的顺序。第一，我经常会用苍耳子来通行督脉；第二，我经常会用苍耳子通窍止痒；第三，我会用其发散风寒；第四，我才用其祛湿止痛。

苍耳子在《中药学》中被列为发散风寒的药，所以一般情况下人们会认为它的第一功效就是发散风寒。但我在临床当中发现，苍耳子发散风寒的作用并不强。也就是说，它理论上是具有发散风寒的作用，但是这种作用很小。不仅我自己有这样的体会，我还曾查阅过历朝历代的一些不同医案，以及现在很多医生的方子，几乎很少见到用苍耳子治疗风寒感冒的，见到的一般都是用麻黄、桂枝、荆芥、防风这些发散风寒的药治疗风寒感冒。

那么治疗感冒的过程中什么时候才会用到苍耳子呢？病人鼻子不通气、鼻塞的时候。但这时候并不是让苍耳子去发散风寒，而是让它去通鼻窍。很多医案当中也是这样解释的：用苍耳子来通鼻窍，同时协助麻黄、桂枝、荆芥或者防风发散风寒。到目前为止，单纯用苍耳子作为君药发散风寒的，尚未检索到。我认为将苍耳子作为发散风寒的主药不太可能，充其量可以把苍耳子归为辛温剂。

以上解释了苍耳子发散风寒作用并不强，接下来我就按照我的理解给大家讲讲苍耳子的功效。苍耳子的第一个功效是通行督脉。通行督脉这个解释在任何一本《中药学》当中都没有出现过，但我个人在临床实践中发现，苍耳子通行督脉的作用很好。

督脉起于胞中，下出会阴，从人体的后背沿着脊柱一直上去，直到头顶，又从头顶下行到额头，经鼻子、人中，一直到龈交穴。中医认为督脉主一身之阳气，它主要是从下往上循行的，督脉两侧是足太阳膀胱经，足太阳膀胱经也主人体之表。为什么苍耳子可以通行督脉呢？我发现当人体感受像风、寒、湿这样的外邪时，通常会感觉整个后背僵硬不舒服，或者后背疼痛，或者后背怕冷。举个例子，假如你淋雨了，有寒又有湿，又吹了风，整个后背僵硬不堪，头也不舒服，可能也会流鼻涕，打喷嚏，似乎一派感冒之象，这个时候，可以用苍耳子。可能会有人问："可不可以用葛根汤呢？"在理论上来讲，葛根汤是可以用的，但是用葛根汤未必一定能把督脉阳气彻底升起来。也就是说，当在临床中发现风、寒、湿邪交织在一起来侵袭人体的整个督脉，导致督脉的阳气不升，也就是人体的阳气被郁时，我们就可以用苍耳子通行督脉。督脉所过之处都是苍耳子主治所及的部位。比如会阴部位，如果湿邪很重，治疗时往下利湿的同时又想让清阳往上升，可以用苍耳子；后背、腰椎、胸椎、颈椎，如果受风、寒、湿侵袭，可以用苍耳子；头部，如果患头风，遇风则加重，可以用苍耳子；额头、鼻窍，如果有鼻渊（相当于鼻炎、鼻窦炎），出现鼻塞、流涕等症状，可以用苍耳子。

在使用过程中需要注意的是，中医讲究的是阴阳之道和平衡，有升有降、有左有右、有上有下。升督脉的同时最好降一下任脉，这样人体的任督二脉之气才能正常运转起来。我在临床中经常用到这样一组药对来治疗头风等疾病：苍耳子和天麻。苍耳子可提升后背督脉的阳气，天麻有平肝熄风的功效；苍耳子使气从后背往上升，天麻则使气从前面往

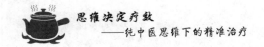
下降。当两者同时用的时候，一升一降，人体的任督二脉之气就运转起来了，很多疾病往往就痊愈了。这跟蹬自行车的道理是一样的，左脚蹬下去是为了右脚蹬上来，右脚蹬下去是为了左脚蹬上来，左右协作配合才可以使车轮转起来。

现在再讲一下葛根，它也有升清阳的作用。葛根是不是也可以祛除这种后背的风、寒、湿呢？当然可以。但与苍耳子相比，葛根的主要作用是解肌退热，发挥作用的部位主要在肌肉。也就是说，当肌肉非常僵硬时，葛根就相当于一个按摩师，让你这块肌肉变得很舒服。但是葛根不具有苍耳子那样的通行力量，而它所具有的生津止渴作用，苍耳子是没有的。葛根还可以入胃经，具有一定的升阳止泻的作用。升阳方可止泻，因为泄泻一般都和湿有关系。当阳气升上来，湿邪自然就消除了，相当于天上一出太阳，大地自然就温暖，河流的水自然就被蒸发了。所以葛根具有止泻的作用。从这个意义上来考虑，苍耳子既然能升督脉的阳气，也就有一定的止泻功效，但是它止泻的功效不如葛根。由上可见，不同的药各有千秋。大家在用药的过程当中，应该要统筹兼顾地去考虑。

关于苍耳子通行督脉的功效，给大家讲一个案例。有一年的冬天，某同学的父亲在冬天得了重感冒，一般药治疗无效，后来找我治疗。当时诊断完之后我想到的就是用麻黄附子细辛汤，但是考虑到病人的年龄，我犹豫再犹豫，最后把附子给去掉了，换上了苍耳子。病人吃了三剂药之后，症状虽然大为减轻，但是没有完全消失，所以来复诊了。现在想来，如果我当时没有把附子换成了苍耳子，也许三剂药就治好了。因为附子直接走肾，相当于在人体的下部（肾）生了一团大火，直接把阳气烧上去。苍耳子虽可通行督脉，但它不具有太强的温热之性。这就是这两味药之间的差距所在。有些时候只能用苍耳子不能用附子，否则如果直接用附子去大火攻，可能会把人给"烤干"了；但必须要力挽狂澜的时候，就要用附子而不用苍耳子。

苍耳子的第二个功效，就是通窍止痒。当明白了刚才所解释的通行督脉，你就会明白为什么它能够通鼻窍了，因为鼻窍本身是督脉的所过之地。给大家分享一个非常好的名方——苍耳子散。苍耳子散是针对鼻渊而设的，鼻渊相当于现在的鼻炎、鼻窦炎等。苍耳子散一共由四味药组成，分别是炒苍耳子、辛夷、白芷、薄荷，推荐用量依次为10g、10g、10g、5g。

我必须强调的是，在治疗鼻炎、鼻窦炎的时候，不能一味地发散风寒，因为鼻炎、鼻窦炎不一定就完全是风寒所致，也可能是风热所致。所以，当发现鼻炎、鼻窦炎病人内里还有风热时，就不能一味地用炒苍耳子、辛夷、白芷这类发散风寒的药了，可以在用炒苍耳子（通行督脉）的基础上，加清热的药。

说到苍耳子的通窍止痒作用，我给大家分享一个医案。某一天，一位熟悉的病人向我远程求救，说自己出不了门了，下体痒得非常厉害，用药也缓解不了，问我怎么办。当时我就以炒苍耳子、蛇床子、地肤子这三味药为主药，加了其他的一些辅药，来治疗她的瘙痒症。以炒苍耳子、蛇床子、地肤子这三味药为主药来治疗瘙痒症是中国近代著名中医大家叶心清老先生的经验。这个方子可以内服，也可以外用。蛇床子具有燥湿祛风、杀虫止痒的作用；地肤子具有清湿热、祛风止痒的作用；苍耳子具有祛风止痒、散寒通窍的作用。这三味药可以用在偏风热或湿热内蕴的情况中。当然对于其他一些寒热错杂、虚实夹杂的情况，可以配伍其他药用。这三味药，我一般的用量均为10g。

接下来讲苍耳子的第三个功效，就是发散风寒。我个人认为苍耳子发散风寒的作用不强，所以，在治疗单纯的风寒感冒时，我不会把它作为首选。

最后要讲的苍耳子的功效是祛湿止痛。这一点在《中药学》中明确写出来了。它为什么可以祛湿呢？因为它通了阳气，所以就具有祛湿的

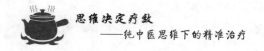

功效。那它为什么止痛呢？因为气通了，通则不痛。

生姜、生姜皮、干姜、炮姜的临床应用体会

我在临床中，不太常用生姜皮，但经常会用到生姜、干姜和炮姜。下面就和大家一一分享我对它们的认识和临床应用体会。

生姜

生姜，是姜科植物姜的新鲜根茎，就是平时炒菜时经常用到的那种姜。其功效特点为散而不守。也就是说，生姜的温热之性走窜发散，不会固守在某一个地方。

生姜味辛，性温，归肺、脾、胃经。从归经来看，生姜的主要作用靶点是人体的中焦和上焦。一般认为上焦对应的是心和肺，中焦对应的是脾和胃，下焦对应的是肝和肾。我本人对生姜功效的理解是：温中止呕，解毒，发汗解表，温肺止咳。生姜最突出的功效是温中止呕，然后是解毒，再就是发汗解表，最后是温肺止咳。请注意我给生姜功效的排序，我是按照功效的强弱、突出度来进行排列的。下面将一一讲解。

生姜最突出的功效是温中止呕。"中"指的是中焦脾胃，"温中"指的是生姜可以用于治疗中焦有寒的病证。对于一些呕吐的症状，生姜的疗效非常好，所以，生姜被誉为"呕家之圣药"。呕就是胃气上逆。脾主升清，胃主降浊，如果胃气不降反升，就会产生呕的症状。生姜具有降胃气的作用，所以，可以止呕。由于生姜性偏温，所以非常适合因寒而呕的病证。

《伤寒论》中有一个非常著名的方子，叫作小半夏汤，它就是由半夏和生姜两味药组成的，针对胃寒和痰饮导致的呕吐有很好的作用。除了生姜，另外一个止呕圣药就是半夏，而小半夏汤是把两个止呕的圣药合在一起，发挥了很强的止呕作用。半夏还有化痰的作用，所以对于胃寒或者痰饮所致的呕吐，小半夏汤具有非常好的作用。正是因为生姜具有

止呕作用，所以在中药炮制过程当中也经常会把某些药用生姜来炮制，以起到降逆止呕的作用。半夏这味药，其本身具有止呕的作用，如果再用姜汁炮制，那它止呕的功效会大大增强。用姜汁炮制后的半夏叫作姜半夏。竹茹这味药，有化痰止呕的作用，在临床当中也会经常用姜汁来炮制，这么做也是为了增强其降逆止呕的功效。用姜汁炮制过的竹茹叫作姜竹茹。

需要提醒的是，临床中如果遇到热证的呕吐，能不能用生姜呢？同样可以用，但要配伍一些具有清热作用的药来反佐生姜的温性，只发挥生姜止呕的作用就可以了。

另外，脾胃虚寒的人，早起可以服用醋泡生姜片。肝属木，脾胃属土，二者是相克的关系。生姜温中止呕；醋味酸，入肝经来柔肝，以防肝木气太盛克脾土。

生姜的第二个功效是解毒。生姜解毒的功效虽然在《中药学》中并没有被单独列出来，但是我们在临床、生活中经常会用到。生姜可以解半夏的毒，解天南星的毒，解鱼蟹的毒，还可以解其他一些食物的毒。可以说，生姜在生活当中解毒的用途非常广泛。半夏用姜汁炮制的目的，除了增强降逆止呕的功效外，还有就是降低毒性。再举一个生活中的例子，生活在沿海地区的人，在吃海鲜的时候经常会蘸着一些小料吃，而小料当中大多会有姜。为什么要用姜？第一，为了调味；第二，为了解鱼蟹之毒。在临床用生姜解毒救急的时候，往往是用姜汁，即把生姜捣烂取汁。

生姜的第三个功效是发汗解表。我认为生姜发汗解表的力量是比较弱的。对于风寒外邪导致的感冒，医家大多选麻黄、桂枝、荆芥、防风等来发汗解表，而不是生姜，因为生姜发汗解表的功效比较弱，它只适合外感风寒的轻证，即在还没有出现明显的症状时用，比如不发热，只是简单地流鼻涕等。风寒感冒初期阶段怎么办？用生姜加葱白煎煮，口

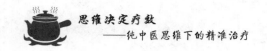
服煎出液。生姜、葱白这两味药配在一起可以起到发汗解表的功效。生姜的作用主要是温中，其热性从脾胃而发，散而不守，葱白的发散之性可辅助生姜将药效发散到全身各处。但生姜的发汗解表作用比较弱，病情较重时，单靠生姜是不行的。

生姜的第四个功效是温肺止咳。生姜味辛，性温，辛味能行能散，所以当肺寒咳嗽的时候就可以用生姜，这时候利用生姜的温性，就可以起到一定的作用。但必须要明确的是，肺寒咳嗽不一定是外感风寒所致，比如老年人慢性支气管炎，就很有可能是里寒所致。我在临床当中如果遇到肺寒导致的咳嗽，无论是表寒还是里寒，都会选择干姜来温肺化痰，而不会选择生姜，因为干姜温肺止咳的功效要远远强于生姜。在我看来，生姜在一个治疗肺寒咳嗽病证方子中所起的作用只有两个：一是调和诸药，以保护中焦肠胃；二是对其他具有温肺止咳作用的药起到辅助作用，而不是起到主要作用。

生姜皮

生姜皮就是生姜的外表皮。生姜皮这味药在药房中一般是买不到的。想用生姜皮的话，需要自己去备。生姜皮味辛，性凉，无毒，归肺、脾、胃经。它的主要功效是和脾、行水、消肿。在中医方剂中有一个著名的方子，叫五皮饮，是治疗脾水的。脾水就是全身水肿。因肺主皮毛，我们就用以皮攻皮的方法，也就是用五皮饮来治疗脾水。五皮饮一共有五种中药，分别是陈皮、茯苓皮、生姜皮、桑白皮、大腹皮，这五种皮都有一定的化湿、利湿、祛湿的功效。临床要用生姜皮来消水肿的话，让病人回家加一定量的生姜皮作为药引子就可以了。

干姜

很多中药书籍会把烘干或者晒干的生姜叫作干姜。我原来对这个说法也一直坚信不疑，但是后来我看到一个文献，其中记载李时珍把生姜、干生姜和干姜说成是三种不同的药。这引起了我很大的兴趣。

生姜就是上面我们所讲过的生姜，干生姜就是把生姜晒干或烘干之后的姜。那干姜是什么呢？我百思不得其解。经过查阅大量的相关书籍，外加请教了一些药学专业人士，我后来终于明白了干姜是什么。生姜和干姜源自同一种植物，但是分别作中药生姜和干姜用时，在栽培的过程当中，田间管理是有明显的差异的。

在生姜的整个栽培过程中，要不断地去培土，目的就是要把根茎给盖住。大多植物的茎都有一个共同的特点，就是趋光性，哪里有阳光就朝哪里去生长。举个例子，森林深处很多时候光线照不到，那里的树往往都长得又细又高，为什么呢？因为树干为了见到阳光，必须要努力地往上去长。生姜的根茎也需要见到阳光，而不断培土的目的，就是让生姜的根茎为了见到阳光而越长越高。你会发现在菜市场买到的鲜生姜，根茎又长又粗，长得非常饱满，有些时候吃起来也不那么辣，还比较脆，甚至有点甜。这就是生姜在栽培的过程当中不断去培土才有的结果。如果最终目的是成为干姜，那在栽培的过程当中就不需要培土，而是直接把根茎暴露在阳光之下。根茎直接"见到"阳光后就不再往上长了，于是它内在的成分就不断地往下走、往下凝聚。

所以，干姜不是仅仅没有水分的生姜。其实我们也会发现，长得非常饱满的生姜在晒干之后，会变得非常轻，姜的表面也非常皱，这样的姜往往是成不了干姜的。干姜因为本身内在的成分很丰富，晒干之后还是比较沉重而饱满。

关于生姜的功效，我总结了四个字：散而不守。干姜的功效，我同样也总结了四个字：守而不散。两者正好相反。也就是说，干姜的功效是守在某一个地方不发散。守在哪儿呢？主要守在中焦，当然也守在上焦。干姜味辛，性热，归脾、胃、肺、心经（教材虽载入肾经，我却不这么认为）。干姜有三个功效：第一是温中散寒；第二是回阳通脉；第三是温肺化饮。

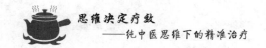

　　干姜的第一功效是温中散寒。干姜性热，生姜性温，说明干姜的温热之性要比生姜大。它的热性守在了中焦脾胃这个地方，所以可以温中。散寒，散哪儿的寒？依然是脾胃之寒。所以，干姜温中散寒的功效要比生姜强。对于中焦的寒证，不管是虚寒还是实寒，都可以用干姜。比如《伤寒论》中的理中丸，由人（党）参、白术、干姜和甘草这四味药组成，其中用干姜的目的就是温中，来守而不散。理中丸的功效就是温养中焦脾胃。

　　干姜的第二功效是回阳通脉。回阳，就是当人体的阳气即将要散失的时候，帮忙挽回。说到回阳，一定是救急的；说到救急，就必须要说到中医的另外一个词"回阳救逆"。那哪味药具有回阳救逆的功效呢？附子。

　　为什么不说干姜具有回阳救逆的功效？要想回答这个问题，有必要先来解释一下附子和干姜的区别。这两味药，同样都可用于亡阳证。亡阳证有两个非常重要的症状：第一个是四肢的厥逆，也叫四肢逆冷，就是感觉四肢十分冰冷，阳气几乎已经没了，这个时候要回阳救逆。为什么会四肢逆冷呢？原因就是肾阳衰败了。附子的功效可以直接作用在肾，就相当于在人体的根本之处直接加了一把大火，让人体的火再次熊熊燃烧起来。所以，附子具有回阳救逆的功效。但是干姜没有回阳救逆的功效，为什么？因为干姜不入肾，只在中焦和上焦徘徊，根本不往下走。为什么说干姜的功效是回阳通脉呢？因为心主血脉，干姜归心经，可以温心阳，通过温心的阳气来振奋、改善这种脉细欲绝的状态，所以干姜可以回阳通脉。这就是干姜和附子之间的区别。另外，中医有句话说得好"附子无姜不热"。也就是说，想用附子回阳救逆的时候，往往需要配上干姜。附子配干姜，一个典型的方子就是《伤寒论》中的四逆汤（附子、干姜、甘草）。该方被历朝历代誉为"回阳救逆第一方"。

　　干姜的第三个功效是温肺化饮。针对有咳嗽等症状的肺寒病人，医生在临床上常会选用干姜，而不是生姜，因为干姜温肺化饮的功效远远大于生姜。用于温肺化饮的典型方子小青龙汤，有一个非常有名的药物组合：细辛、干姜、五味子，在全方中集中发挥了止咳平喘、化痰、化水饮、温肺的功效。

除了以上三个方剂，用干姜配伍的方剂还有很多，比如半夏泻心汤，由半夏、干姜、黄芩、黄连等组成，作用靶点在中焦脾胃。干姜是辛温之药，黄连、黄芩是辛苦与苦寒之药，配伍后就是寒热并用，可起到辛开苦降的作用。此方是针对仲景笔下的痞证的。所谓"痞证"，就是脾胃功能运转障碍。针对这个症状用辛开苦降之法，使该上的上，该下的下，则脾升胃降的运转功能自然就恢复正常。

炮姜

炮姜是对干姜进行炮制后的姜，一般炮制的工序是用黄土或细沙炒。具体操作是：在锅里放点儿黄土或者细沙进行翻炒，当锅变得很热的时候，再把干姜放进去翻炒，就像大家见过的糖炒栗子那样，一直炒到干姜的外表皮变成棕褐色或者炭黑色，严格来说，后者应该叫姜炭了。根据炒制的火候和程度决定炮制品是炮姜还是姜炭。经过这样的炮制，炮姜就具有了很强的温热之性，相对于生姜和干姜，还多了止血的功效。同时也正是因为炮制，炮姜没有了发散解表的功效，而是直接作用在中焦甚至下焦。

关于炮姜、生姜和干姜的功效，我编了一个口诀："生姜干了不解表，干姜炮了不温肺。"就是说，如果生姜变成干姜，那它就不能解表了，因为干姜守而不散；如果干姜炮制成炮姜，那它就不能再温肺了，因为它的作用靶点集中在中焦和下焦了。炮姜味苦，性热，归脾、肝经，功效是温中止痛、温经止血。其实干姜也有止痛的功效，只不过力量较轻。炮姜止痛的功效更强一些，它的作用不仅在中焦发挥，同时还往下行，往下行之后就有了温经的作用，就可以调月经了。

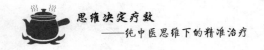

　　炮姜温中止痛的功效，可以体现在一个简单的名方——二姜丸上，二姜丸就是由炮姜和高良姜组成的。高良姜归胃经，具有温胃止呕、散寒止痛的功效，与干姜很相似。高良姜跟香附配伍即为良附丸，其中的香附是入肝经的，可以疏解肝气，所以良附丸可以治疗肝胃不和或肝脾不和的疼痛，此种疼痛不仅包括胃痛，还包括两胁胀痛。

　　炮姜温经止血的功效，可以体现在《傅青主女科》中一首著名的方子——生化汤上。炮姜性热，既活血化瘀，又止血。生化汤被称为"产后第一方"，主要针对产后的寒、虚、瘀证。一般来说，产前多热，产后多寒。产妇产后可能会因护理不当，致使恶露不尽，还有一派瘀血之象，这个时候可以用生化汤。